Alexandra Knauer

Meine Darmgesundheitskur

Dr. med. Alexandra Knauer

Meine Darmgesundheitskur

Gesunder Darm — gesunder Körper

2. Auflage

VERLAGSHAUS DER ÄRZTE

© Verlagshaus der Ärzte GmbH
Nibelungengasse 13
1010 Wien
Österreich

www.aerzteverlagshaus.at

2. Auflage 2024

ISBN 978-3-99052-319-3

Umschlag und Satz: Verlagshaus der Ärzte GmbH
Umschlagabbildung und Bildauswahl: Dr. Alexandra Knauer
Projektbetreuung: Hagen Schaub
Druck & Bindung: 2imPress s.r.o., 83104 Bratislava
Printed in Slovakia

Vorwort

In meiner Praxis arbeite ich gerne wie Sherlock Holmes. Angetrieben wird meine detektivische Arbeit durch meine Neugierde auf Informationen, die nicht vordergründig ersichtlich sind. Allerdings nutze ich dafür nicht nur die klassischen bildgebenden, laborchemischen und apparativen Möglichkeiten, die die moderne Medizin zu bieten hat. Vielmehr berücksichtige ich auch Aspekte, die in der Medizin nicht typisch, offensichtlich oder objektiv erhebbar sind. Das sind zumeist emotionale, psychische und energetische Faktoren, die ebenso eine große Rolle spielen wie Hardfacts aus dem Labor und Röntgenapparat. Mich faszinieren zugrundeliegende Ursachen von Beschwerden, deren Entstehung und Entwicklung. Eine bereits gestellte Diagnose ist nur so lange ein Anhaltspunkt, bis ich alle mir bekannten Möglichkeiten ausgeforscht habe, um letztendlich einem Menschen zur Heilung verhelfen zu können.

So wie mich Smalltalk wenig interessiert, kann ich mich mit einer vordergründigen Erzählung nicht zufriedengeben, ohne die spannenden Hintergründe einer Geschichte zu kennen. Mein Mann sagt gerne, ich schaffe es innerhalb kürzester Zeit durch meine Fragen bis tief in das Knochenmark zu blicken. Das war vermutlich ein Beweggrund, warum ich Medizin studiert habe. Aber ehrlich gesagt auch die nüchterne Tatsache, dass meine Mutter eine medizinische Karriere für mich vorgesehen hatte.

Als ich 1997 ein Auslandssemester in Bologna verbrachte, musste ich meine Nächte auf einer durchhängenden Matratze zubringen, die nur in der Mitte durch ein Brett gestützt wurde. Nach kurzer Zeit bekam ich schreckliche Rückenschmerzen, sodass ich bald nicht mehr aufrecht gehen konnte. Meine damals noch spärlich ausgeprägten medizinischen Kenntnisse bewegten mich dazu, Schmerztabletten einzunehmen. Aber meine Studienkolleg:innen hatten einen alternativen und weit besseren

Vorschlag und schickten mich mit besten Empfehlungen zu einem Heilpraktiker namens Gianfranco.

Ich war damals sehr skeptisch – oder eher kritisch –, aber für jede Hilfestellung so dankbar, dass ich nicht lange überlegen musste und Gianfranco noch am selben Tag aufsuchte. Er war unter anderem Yogalehrer und als ich das Studio betrat, stand gerade eine Gruppe von Personen am Kopf oder ließ sich zum Teil mit einer Seilschaft kopfüber von der Sprossenwand hängen. Ich hatte zum damaligen Zeitpunkt noch nie so eine Bewegungstechnik angewendet und überlegte kurz, ob ich nicht doch schnell wieder verschwinden sollte. Aber meine Schmerzen und meine Neugierde hielten mich zurück. Nachdem der Kurs beendet war und alle Kursteilnehmer:innen gegangen waren, nahm er sich für mich Zeit.

Meine erste komplementärmedizinische Behandlung dauerte in etwa eine Stunde. Durch sanfte Handbewegungen gelangte ich in eine Art Trancezustand und ich spürte, dass sich etwas in meinem Körper veränderte. Danach gab Gianfranco mir homöopathische Globuli unter die Zunge und schickte mich nach Hause.

Ich hatte schreckliche Angst, wieder in meinem Bett schlafen zu müssen. Aber es passierte nichts, wovor ich mich hätte fürchten müssen. Im Gegenteil, am nächsten Tag waren die Schmerzen wie von Zauberhand verschwunden.

Was hatte dieser Heilpraktiker damals mit mir gemacht? So sehr ich darüber nachdachte und es mit meinen Studienkolleg:innen diskutierte, es fand sich für mich nach den Prinzipien der Anatomie, Pathophysiologie oder Pharmakologie keine schlüssige Erklärung. Bis ich akzeptieren musste, dass es in Bezug auf den menschlichen Körper offenbar noch mehr gibt, als mir im Medizinstudium beigebracht worden war. Mit meinem jetzigen Wissen würde ich sagen, Gianfranco hat damals Energieblockaden gelöst und auf meinen Geisteszustand Einfluss genommen. Vielleicht hatte ich einfach nur Heimweh. Diese Aspekte werden leider bis heute im Studium der Humanmedizin zu wenig berücksichtigt.

Damals wurde natürlich meine Neugierde geweckt und ich begann gleich nach der Rückkehr aus Italien neben meinem Medizinstudium zusätzliche Fortbildungen in Homöopathie und Akupunktur zu belegen, die damals an der Universität Wien dankenswerterweise noch angeboten wurden. Mein Wissensdrang nach weiteren Therapiemethoden hält bis heute an und ist das, was aus meiner Sicht die Medizin richtig spannend macht.

Was hat das alles mit einem gesunden Darm und meiner Darmgesundheitskur zu tun?

Ohne diese Erfahrungen wäre ich wahrscheinlich HNO-Chirurgin, Epidemiologin oder Radiologin geworden. Stattdessen bin ich Ärztin für Allgemeinmedizin mit Schwerpunkt auf Traditionelle Chinesische Medizin, Darmgesundheit und Ernährung. Denn im Rahmen meiner vielen Weiterbildungen im komplementärmedizinischen Sektor hat sich im Laufe der Jahre ein gemeinsamer Nenner herauskristallisiert. Der Magen-Darm-Trakt steht in allen traditionellen medizinischen Lehren im Zentrum der Aufmerksamkeit. Schon vor Jahrtausenden hat der Mensch also erkannt, dass die Energieaufnahme in Form von Nahrung optimal gelingen muss, damit der Körper seine Funktion aufrechterhalten kann. Und deshalb widme ich mich vorzugsweise der Behandlung von Verdauungsbeschwerden. Einerseits, weil damit die Wurzel enorm vieler Krankheiten gefunden werden kann. Andererseits, weil Darmgesundheit letztendlich nur durch die Patient:innen selbst umgesetzt werden kann. Je mehr die Betroffenen aktiv mitwirken, desto höher sind die Erfolgschancen. So heile nicht ich, sondern meine Patient:innen heilen sich selbst. Ich biete ihnen nur die notwendigen Werkzeuge und Informationen, um die entsprechenden Maßnahmen in den Alltag integrieren und nachhaltig umsetzen zu können.

Mein größter Wunsch ist es, möglichst viele Menschen mit einfach verständlichen Informationen über die Körperfunktionen zu erreichen. Dieses Wissen ist ein Grundstein für nachhaltige Gesundheitsförderung und sollte am besten bereits in der Grundschule gelehrt werden. Die Hoffnung auf eine entsprechende Schulreform lebt immer noch in mir. Mit den Hinweisen in diesem Buch kann nachhaltige Darmgesundheit und in weiterer Folge Gesunderhaltung bzw. Genesung des eigenen Körpers wirklich einfach gelingen.

Ich wünsche dir viel Freude beim Lesen!

Alexandra Knauer

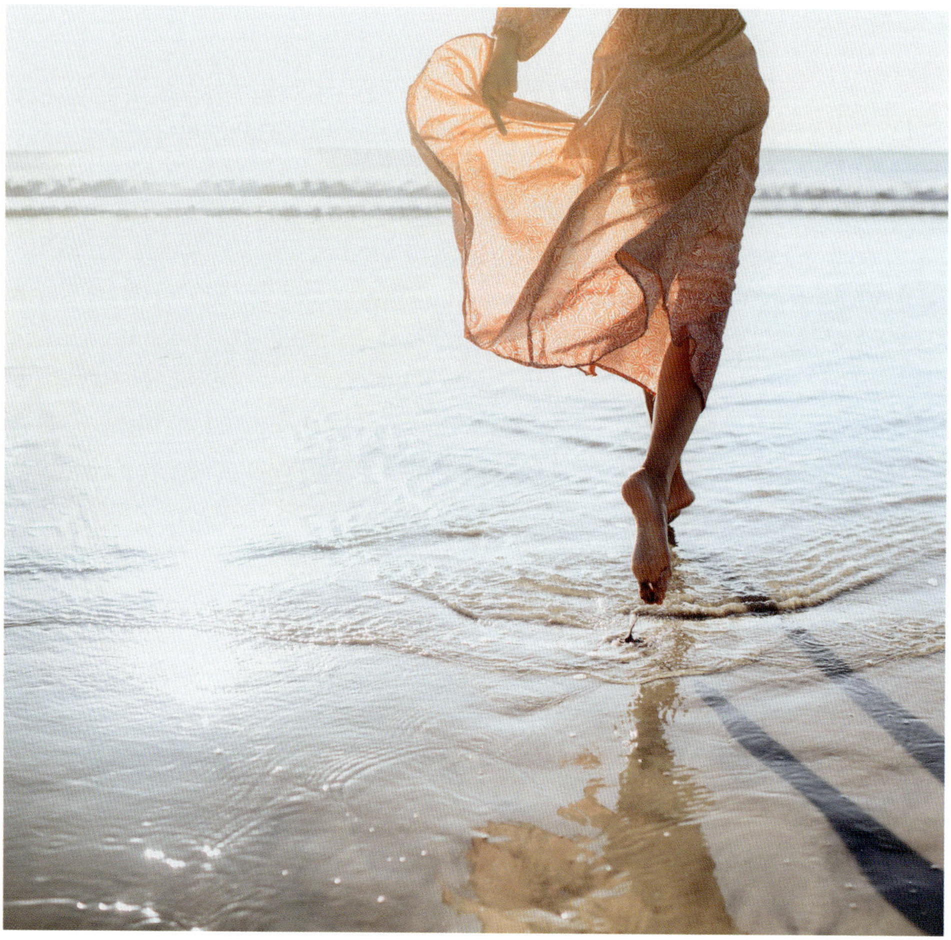

Inhalt

TEIL 1

TEIL 2 – REZEPTE

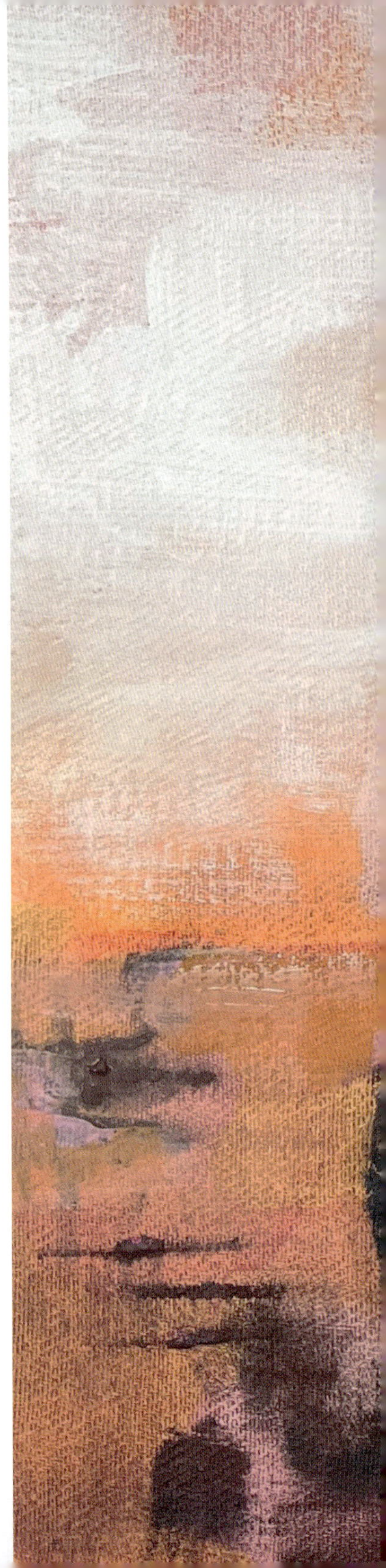

TEIL 1

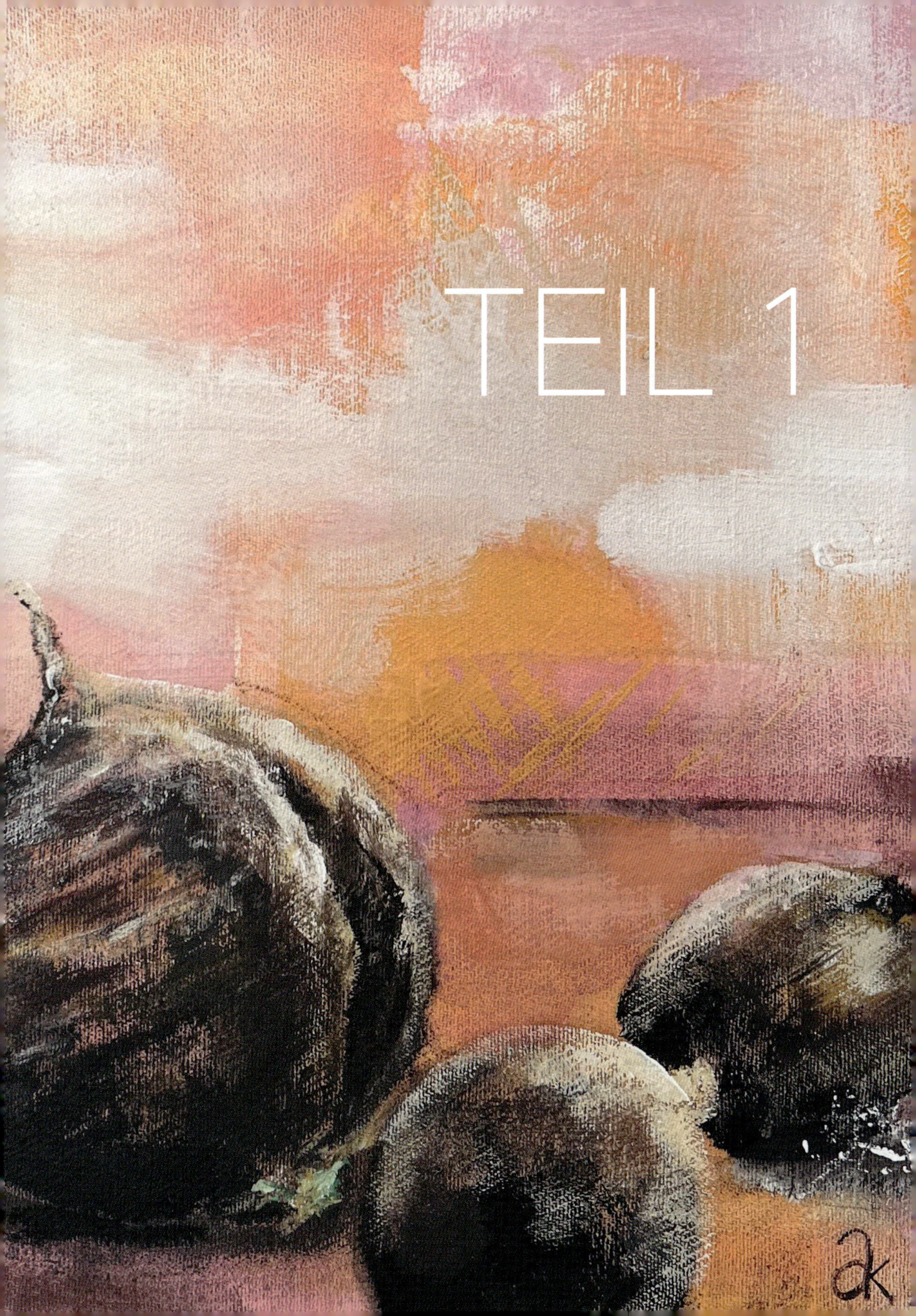

Einleitung

Wenn sich der Bauch bemerkbar macht

Anna leidet unter Blähungen. Seit Jahren plagt sie ein komisches „Bauchgefühl", besonders nach dem Essen. Je länger der Tag dauert, desto schlimmer wird es. Es ist nicht wirklich ein Schmerz, sondern oft nur ein Grummeln. Der Bauch wird im Laufe des Tages immer größer und letztendlich kann sie nur Erleichterung finden, indem Winde abgehen. Diese Blähungen sind nicht besonders gesellschaftstauglich. Es führt sogar dazu, dass sie vorher überlegt, ob und was sie in Gegenwart anderer Menschen essen kann, ohne in die missliche Lage zu kommen, dass sie ihrer inneren Bauchspannung Luft machen muss.

Dabei ernährt sich Anna ihrer Meinung nach gesund. Seit ihrem 28. Lebensjahr verzichtet sie weitgehend auf Fleisch. Sie isst viel Gemüse und Obst, kauft großteils Bioprodukte und kocht in der Regel selbst. Seit der Geburt ihrer Tochter achtet sie noch mehr auf gesunde Ernährung und weiß beim besten Willen nicht, was sie noch tun könnte. Ihr einziges Laster ist hin und wieder ein Stück Schokolade, wenn sie nach wenig Schlaf und unter der Mehrfachbelastung als berufstätige Mutter eine genussreiche Auszeit sucht.

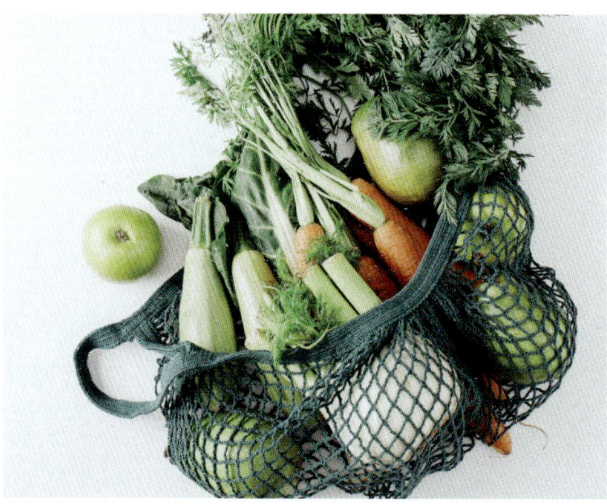

Im Rahmen einer Gesundenuntersuchung bei ihrem Hausarzt spricht sie ihr „kleines“ Problem an. Der Hausarzt meint, es sei natürlich, dass bei der Verdauung Gase entstehen und Winde abgehen. Aber sie könnte zum Ausschluss einer Nahrungsmittelunverträglichkeit einen Atemtest auf Laktose und Fruktose machen.

Gesagt, getan. Eine Laktoseunverträglichkeit kann ausgeschlossen werden. Aber für Anna zeigt sich nach der Untersuchung im Labor ein uneindeutiges Ergebnis. Nach dem Trinken des süßen Getränks zur Testung kommt es abermals zu Bauchgrummeln und Blähungen. Anfangs denkt sie: „Endlich habe ich das Übel gefunden!“ Aber zu ihrem Erstaunen ist das Testergebnis negativ. Annas Hausarzt erklärt ihr, dass sie wohl zu den 10 % Non-Respondern zählt. Das sind Menschen, die aufgrund ihrer Darmbesiedelung nach Einnahme des Fruchtzuckers keinen Wasserstoff abatmen, weswegen das Ergebnis negativ ausfällt, obwohl der Überschuss im Darm nicht aufgenommen werden kann und so zu Beschwerden führt. Der Hausarzt empfiehlt, unabhängig von diesem Ergebnis vorsichtshalber auf Obst und Früchte zu verzichten. Das macht sie seither, findet aber dennoch keine durchschlagende Erleichterung. Für Anna beginnt hier eine lange Reise, die von Selbstversuchen, diversen Diäten und Verunsicherung durch mediale Berichte gekennzeichnet ist.

”Blähungen sind ein Hinweis auf eine Störung der Darmfunktion.“

Blähungen sind keine Krankheit. Medizinisch werden sie eher als „Befindlichkeitsstörung“ angesehen. Zur Behandlung können entblähende pflanzliche Tropfen oder Tabletten zur Entspannung der Darmmuskulatur eingenommen werden. Aber das ist eine reine Symptombekämpfung und keine langfristige Lösung.

Wenn wir berücksichtigen, dass Blähungen ein Körpersignal sind und einfach nur aufzeigen, dass etwas nicht stimmt, sollte besser nach der Ursache geforscht werden.

Im Rahmen einer Stuhlanalyse zeigt sich, dass Annas Beschwerden von einer Darmfehlbesiedlung verursacht werden. Bis Patient:innen zu dieser Diagnose kommen, vergehen meiner medizinischen Praxiserfahrung nach durchschnittlich ein bis zehn Jahre! Das ist der Tatsache geschuldet, dass entsprechende Analysen des Stuhls selten veranlasst und deshalb im Labor nicht standardmäßig angeboten werden.

Mit einer Magen-Darm-Spiegelung werden die dortigen Oberflächen- und Schleimhautverhältnisse beurteilt. Geschwülste, Tumoren, Ausstülpungen, Engstellen und Entzündungen können ausfindig und histologisch bewertet werden, die Stuhlzusammensetzung und Darmbesiedlung aber nicht.

Um hingegen die Besiedlung des Darmes zu analysieren, muss der Stuhl untersucht werden. Im Stuhl zeigt sich die mikrobielle Zusammensetzung von verschiedensten Bakterien, aber auch Viren, Pilzen und Parasiten. Die Beschaffenheit ist so individuell wie ein Fingerabdruck. Anhand der Darmflora lassen sich Beschwerdebilder feststellen. Beispielsweise kann ermittelt werden, ob durch den Mangel an Bakterien bestimmte Nahrungsbestandteile nicht ausreichend verdaut und somit Nahrungsrückstände entstehen können.

Darmmikroben sind Lebewesen und benötigen Nahrung. Je nachdem, wie wir uns ernähren, füttern wir unsere Mikroben. Abhängig vom Nahrungsangebot fördern wir das Wachstum von guten oder bösen Bakterien, Pilzen oder Parasiten. Das führt sogar so weit, dass beim Vorherrschen von Pilzen diese in der Lage sind, nach Zucker (ihrer bevorzugten Nahrungsquelle) zu verlangen. Das ist im Übrigen einer der Gründe für Heißhunger auf Süßigkeiten.

Über die Nahrung kann also ein erheblicher Einfluss auf die Darmflora genommen werden. Doch welche Ernährung bzw. medizinischen Maßnahmen befreien nun Anna von ihren Beschwerden?

Anna hatte letztlich großen Erfolg mit der hier im Buch beschriebenen Darmgesundheitskur. Dabei musste sie nicht hungern, sondern konnte mit genussreichen Mahlzeiten jegliche Reizung des Verdauungstrakts erfolgreich reduzieren. Eine sanfte Stuhlregulation unterstützt während des Programms den Prozess. So eine Auszeit für den Darm ist der ideale Startschuss für umfassendes Wohlbefinden. Blähungen verschwinden innerhalb von wenigen Tagen, entzündliche Reaktionen und Schmerzen gehen zurück. Der Bauchumfang nimmt ab und überschüssige Kilo gehen verloren.

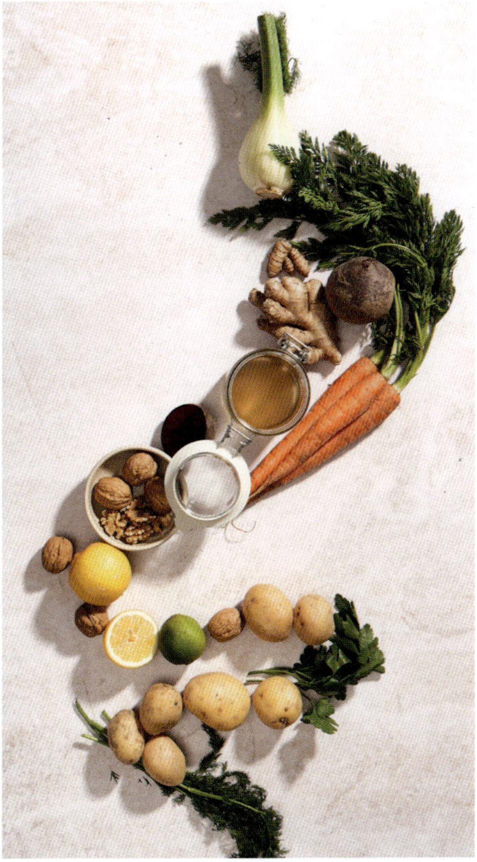

In der Zeit der Entlastung fühlt sich der Darm richtig wohl und danach beginnt Anna ganz langsam wieder so zu essen, wie sie es gewohnt ist. Tag für Tag werden bestimmte Lebensmittel wieder in den Speiseplan aufgenommen. Zuerst Eier, dann Fisch oder Fleisch und erst später dürfen Lebensmittel ausprobiert werden, die häufig Probleme bereiten. Kaffee, Alkohol und Zucker bilden das Schlusslicht.

Nach dem Fasten zeigt sich deutlich, welche Lebensmittel Beschwerden verursachen. Diese Selbsterkenntnis ist so wertvoll, weil am eigenen Leib erlebt wird, welchen Einfluss die Nahrung auf das Wohlbefinden hat.

Anna weiß mittlerweile, dass es Zucker (deshalb auch der Fruchtzucker) und Histamine sind, die Beschwerden verursachen. Das zugrundeliegende Problem, nämlich eine Pilzbelastung im Darm, lässt sich nach der Entlastung viel besser behandeln und Anna hat nun eine Erkenntnis für ihr Leben gewonnen. Das ist wertvoll, denn Beschwerdebilder, die lange bestehen, können wiederkommen. Anna weiß nun genau, was zu tun ist, falls die Blähungen wieder auftreten sollten.

"Der Prozess des Fastens ist heilsam, die Phase danach sehr lehrreich."

Du bist kein Perpetuum mobile

Ein Perpetuum mobile ist ein Gerät, welches – einmal in Gang gesetzt – ohne weitere Energiezufuhr in Bewegung bleibt und im Idealfall auch noch Arbeit verrichten soll.

Da ich persönlich noch keinen Menschen getroffen habe, der ohne Nahrung dauerhaft überleben kann (auch wenn es angeblich einzelne Personen geben soll), findet diese Aussage von mir bisher bei allen meinen Patient:innen Resonanz.

Wir benötigen also Energie in Form von Nahrung, um unser körperliches System aufrecht zu erhalten, und sind daher eben kein Perpetuum mobile. Wenn wir nicht genug essen und trinken, wird unser Körper einen Mangel an Nährstoffen und Energie erleiden. Spannenderweise haben aber auch übergewichtige Menschen Mangelerscheinungen, die im Blutbild nachweisbar sind. Also kann es an der Menge der Nahrungsaufnahme alleine nicht liegen.

Damit wir ausreichend genährt und versorgt sind, ist auch eine gute Nahrungsqualität erforderlich. Studien belegen, dass der Vitamin- und Nährstoffgehalt vieler Lebensmittel in den letzten 40 Jahren um bis zu 70 % gesunken ist.

Aber auch das ist nicht alles. Wenn es also nicht alleine an der Menge und der Qualität der Nahrung liegt, ob die Nährstoffe und die Energie in die Blutbahn und letztendlich in die Endzelle gelangen, ist ein weiterer Aspekt zu berücksichtigen.

Es ist die Verdauungsleistung selbst.

Du kannst den nährstoffreichsten und süßesten Apfel der Welt essen, aber wenn du ihn nicht verdauen kannst, weil du beispielsweise an einer Fruchtzuckerunverträglichkeit leidest, werden die Vitamine nie deine Körperzellen erreichen, sondern auf schnellsten Weg wieder aus deinem Darm eliminiert.

Dieser Aspekt wird in der Traditionellen Chinesischen Medizin (TCM) schon seit Jahrtausenden berücksichtigt. Werfen wir daher zunächst einen genaueren Blick auf unsere Verdauung.

Das Kochtopfprinzip

Die nebenstehende Darstellung zeigt eine Feuerstelle, welche dem Verdauungsfeuer entspricht. Es benötigt Holz (Yin) und Feuer (Yang), um den Topf (Verdauungsorgane) zum Kochen zu bringen. Erst wenn der Inhalt des Kochtopfes ausreichend köchelt, kann Dampf entweichen. Der Dampf entspricht dem Qi (Lebensenergie), welches aufsteigt und Herz und Lunge versorgt. Von dort werden die Säfte (kondensierter Dampf) und das Qi im gesamten Körper verteilt. So werden auch die Nieren versorgt, welche der Feuerstelle entsprechen, und der Kreislauf schließt sich.

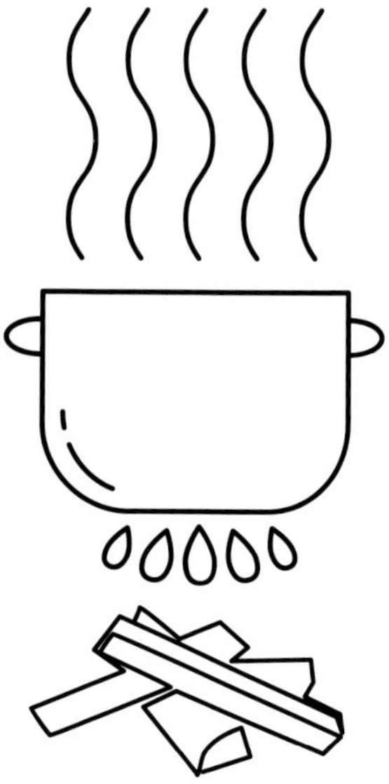

Die Mikrobiomforschung bietet uns erstmals eine wissenschaftliche Erklärung für den Begriff des Verdauungsfeuers. Sie befasst sich mit den Millionen von Mikroorganismen, die sich in unserem Darm, aber auch auf den Schleimhäuten und der Haut befinden. Neueste Studien können sogar beweisen, dass Mikroorganismen auch in Körperflüssigkeiten (Muttermilch, Fruchtwasser, Tränenflüssigkeit etc.) zu finden sind.

In und auf unserem Körper befinden sich mehr Mikroorganismen in Form von Bakterien, Viren und Pilzen als eigene Körperzellen. Demnach ist es nachvollziehbar, dass diese Mikroorganismen keine Feinde, sondern ein Teil von uns sind. Sie machen sogar bis zu zwei Kilogramm unseres Körpergewichts aus.

Ein schwaches Verdauungsfeuer ist dem heutigen Verständnis nach einer Darmfehlbesiedlung gleichzusetzen. Wir können aber aufgrund der Darstellung gut nachvollziehen, dass es ein umfassendes Körperverständnis braucht, um eine Darmfehlbesiedlung wieder ins Lot zu bringen. Die Mikrobiomforschung und Stuhlanalysen liefern uns mittlerweile umfangreiche Informationen über die Anzahl und Funktion der einzelnen Mikroorganismen. Aber die großen Zusammenhänge zwischen Ernährung, Darmgesundheit und Krankheitsbildern jenseits der Verdauungsorgane können in ihrer Komplexität noch nicht ganz erfasst werden. Und so bleiben die Behandlungsmöglichkeiten noch deutlich eingeschränkt. Die Medizin versucht in der Regel, störende Faktoren auszuschalten und fehlende Komponenten zu ersetzen. Störende Faktoren könnten im Falle einer Fehlbesiedlung krankmachende Bakterien, Parasiten oder Pilze sein. Die Behandlung erfolgt dann über ein Antibiotikum bzw. ein parasiten- oder pilztötendes Medikament. Fehlende Komponenten sind dann häufig schützende Milchsäurebakterien, die in Form von Probiotika zugeführt werden können. Aber mit immer besseren Diagnosemöglichkeiten werden im Zuge der Untersuchungen auch andere „gute“ Bakterienstämme identifiziert, die im Darm fehlen, allerdings nicht einfach medikamentös ersetzt werden können.

Die für uns lebensnotwendigen Bakterienarten können nur überleben, solange sie gute Lebensbedingungen vorfinden und gut genährt werden. Das Leben in den westlichen Industrienationen ist leider häufig durch strenge Hygienemaßnahmen sowie die unbedachte Einnahme von Antibiotika oder anderen Medikamenten gekennzeichnet. Hinzu kommen industriell gefertigte Speisen und die moderne, eher ungesunde Ernährungsweise. Unter diesen Umständen finden unsere Darmmikroben leider keine guten Überlebensbedingungen und ganze Bakterienstämme sterben nachweislich aus.

Der Einfluss von Medikamenten

In der heutigen Zeit ist der Umgang mit Medikamenten etwas leichtfertig. Die Entdeckung des Antibiotikums Penicillin zur Behandlung von bakteriellen Infektionen vor knapp 100 Jahren war zweifelsohne ein Meilenstein in der Medizin. Dadurch konnten viele Krankheiten erfolgreich bekämpft und Leben gerettet werden. Aber die Sache hat leider auch eine Kehrseite.

Antibiotika bekämpfen Bakterien. Wie bereits erwähnt, leben in und auf uns mehr Bakterien und Mikroorganismen als Körperzellen. Wenn wir also Antibiotika einnehmen, bekämpfen wir nicht nur den krankmachenden Erreger, sondern auch einen Teil von uns! Ich möchte an dieser Stelle betonen, dass es in vielen Fällen tatsächlich notwendig ist, diese Medikamente einzunehmen. Aber nicht selten werden sie leichtfertig verschrieben oder missbräuchlich verwendet. In der Fleischindustrie beispielsweise werden die Zuchttiere mit Antibiotika gefüttert, damit sie in der Massentierhaltung bessere Überlebenschancen haben und mehr Ertrag bringen. Eine Portion Medikament bekommen wir sozusagen gleich geschenkt, wenn wir entsprechendes Fleisch und -produkte essen.

Leider haben aber nicht nur Antibiotika einen negativen Einfluss auf die Darmflora. Auch Magenschutztabletten, Medikamente gegen erhöhtes Cholesterin, Zuckerkrankheit oder Bluthochdruck sowie Antidepressiva können sich nachweislich negativ auf die Mikroorganismen in unserem Darm auswirken. Das sind alles Arzneien, die über Jahre hinweg eingenommen werden und so die Darmbesiedlung unbemerkt ganz still und heimlich verändern.

Die Kehrseite der Hygiene

Auch unsere Vorstellung von guter Hygiene dürfen wir in Bezug auf das Mikrobiom neu überdenken. Desinfektionsmittel sind meist alkoholische Lösungen, die an

Oberflächen und Haut bis zu 99 % der Bakterien abtöten können. Aber auch Hygienemittel wie Geschirrspültabs, Reinigungsmittel im Haushalt, Kosmetika und Zahnpasta haben zum Teil eine desinfizierende Wirkung und werden in kleinsten Mengen täglich eingenommen. Dabei wird angeblich niemals die gesundheitsschädigende Toleranzgrenze überschritten, aber leider beweisen Studien mittlerweile das Gegenteil.

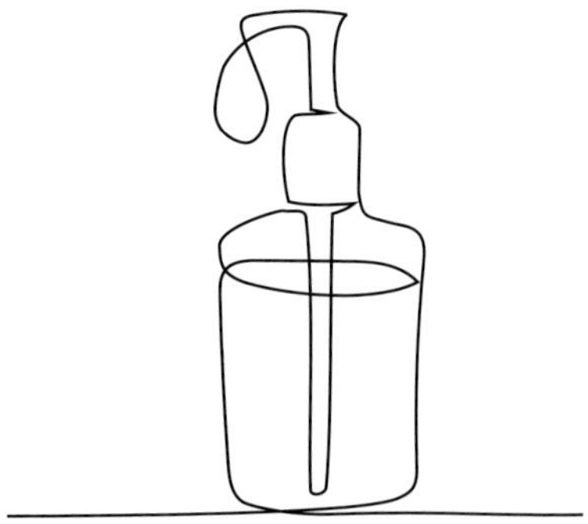

Auch die Pasteurisierung von Lebensmitteln zur Haltbarmachung und Eliminierung krankheitserregender Bakterien hat Nachteile. Milchsäurevergorenes Sauerkraut, Essig oder Milchprodukte, die im Rahmen der Fermentierung wertvolle Laktobazillen und Bifidobakterien bereitstellen sollen, liefern nach der Pasteurisierung nur noch einen Bruchteil jener lebensverlängernden Helfer, die wir bräuchten. Dabei stellen gerade jene Milchsäurebakterien das wertvolle „saure" Milieu im Darm her, das wir für eine optimale Verdauung benötigen.

URSACHEN FÜR ZUNEHMENDE DARMFEHLBESIEDELUNGEN

- Ernährung und Umweltfaktoren
- Medikamente
- Hygiene

Der Verdauungstrakt

Der Verdauungsprozess beginnt im Mund und endet am After. Die natürliche Bewegung des Verdauungstrakts geht demnach von oben nach unten. Eine gute Verdauung dauert durchschnittlich 24 bis 60 Stunden. Wie kannst du am einfachsten erkennen, wie lange dein Darm benötigt, um zu verdauen? Bei einer gesunden Darmfunktion solltest du nach dem Verzehr von beispielsweise roten Rüben nach ein bis zwei Tagen eine Rotfärbung des Stuhls erkennen können.

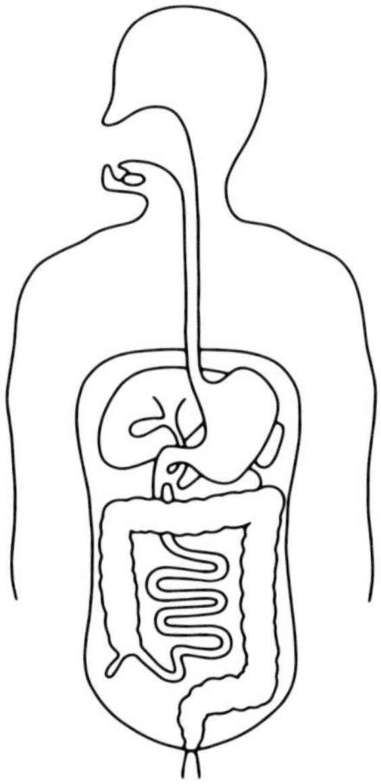

Im Mund wird die Nahrung im Idealfall durch das Kauen zerkleinert und zermahlen. Dabei werden im Speichel Verdauungsenzyme freigesetzt, die vorwiegend die Spaltung von Kohlenhydraten (Zucker) unterstützen.

"Wenn du schnell isst und nicht gut kaust, vergibst du dir selbst die Chance auf eine gute Vorverdauung, und die nachfolgenden Darmabschnitte müssen diese Arbeit übernehmen!"

Vom Mund gelangt der Speisebrei über die Speiseröhre in den Magen, wo die Magensäure darauf wartet, den Brei weiter zu zersetzen. Durch die starke Säure werden Eiweiße in Aminosäuren gespalten, welche letztlich im darauffolgenden Abschnitt, dem Dünndarm, aufgenommen werden können. Dieser Prozess nimmt bei einer Hauptmahlzeit durchschnittlich zwei Stunden in Anspruch und bedarf eines gewissen Energieaufwands. Der Magen hat mehrere Muskelschichten und durchmischt den Mageninhalt durch zusammenziehende Bewegungen so lange, bis der gesamte Brei mit den Verdauungssäften durchsetzt ist. Erst dann gelangt der Nahrungsbrei in den Dünndarm, wo er mit der Galle und weiteren Verdauungssäften aus der Bauchspeicheldrüse versorgt wird. Hier beginnt mit Hilfe der Galle nun auch die Fettverdauung. Die lebensnotwendigen Nährstoffe werden im Dünndarm aufgenommen. Unverdauliches wird zum Dickdarm weitertransportiert.

Füllst du zu viel Wäsche auf einmal in die Waschmaschine, reicht die normale Menge an Waschmittel nicht aus und die Drehbewegungen der Maschine werden eingeschränkt. Die Wäsche wird nicht sauber.

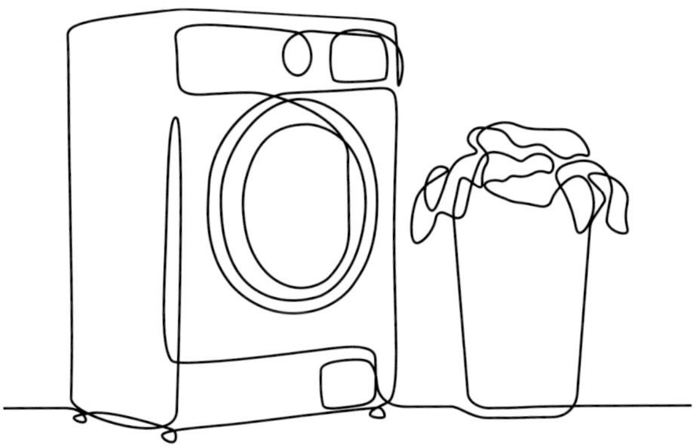

Übertragen auf deine Verdauung bedeutet das: Wenn du bei einer Mahlzeit zu viel auf einmal isst, reichen die Magensäfte nicht aus und der Magen kann mit seinen Bewegungen den Speisebrei nicht ausreichend mit den Verdauungssäften durchmischen, um die Nahrung zu zersetzen. Deine Nahrung wird daher nicht gut vorverdaut. Das kann zu Blähungen, Unwohlsein, Schmerzen, Durchfällen oder Verstopfung führen.

Im Dünndarm selbst befinden sich zahlreiche helfende Bakterien, die durch Zersetzung der Nahrung bei der Verdauung helfen. Die Darmbakterien haben aber neben der Verdauungs- und Aufnahmefunktion auch die Aufgabe, Enzyme zu aktivieren, Vitamine zu bilden, Cholesterin und Gallensäuren abzubauen sowie den schützenden Schleim für die Schleimhaut zu bilden.

Mit einer Länge von fünf bis sechs Metern und einer Gesamtfläche von über 30 Quadratmetern erfolgt in diesem Bereich des Verdauungstrakts die Hauptaufgabe der Verdauungsleistung. Wenn der Dünndarm eine Störung aufweist, macht sich das häufig in Form von diffusen Schmerzen im gesamten Bauchraum bemerkbar. Die meisten Patient:innen mit Dünndarmbeschwerden deuten auf die Region rund um den Nabel.

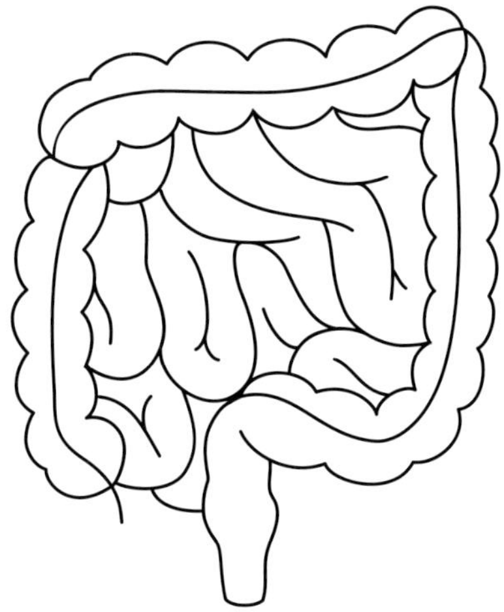

Der letzte Abschnitt des Verdauungstrakts ist der Dickdarm. Er enthält andere Darmbakterien als der Dünndarm und wird deshalb durch eine Klappe von diesem räumlich getrennt. Im Dickdarm befindet sich ein anderes Milieu, weil er eine völlig andere Funktion hat. In erster Linie wird in dieser Darmregion dem Stuhl die Flüssigkeit entzogen, sodass der Stuhl eine festere Form erhält. Dabei reguliert er neben den Nieren, der Lunge und der Haut den Flüssigkeitshaushalt und bildet Schleim, um den Stuhl gleitfähig zu halten. Der Dickdarm kann den Stuhl speichern, damit der Stuhlgang auf einmal täglich reduziert wird. Er entscheidet letztendlich, wann Unverdauliches „losgelassen“ werden soll.

Befinden sich in der Nahrung zu wenige pflanzliche Ballaststoffe, die den Darmbakterien als „Futter" dienen, werden überwiegend eiweißspaltende Fäulnisbakterien gefördert. Diese können als Hinweis auf die einseitige und fehlerhafte Ernährungsweise stinkende Blähungen verursachen, Histamine freisetzen und die Immunabwehr stören. Sowohl der Dünndarm als auch der Dickdarm haben eine tragende Rolle bei der Prägung des Immunsystems.

"In der Akupunktur werden zur Behandlung einer Erkältung oder Allergie bevorzugt Punkte entlang des Dickdarmmeridians verwendet. Dies ist der Hinweis auf die enge Beziehung zwischen Darm und Immunsystem."

Die gesunde Mitte

Der Darm befindet sich also im Bauchraum und somit in unserer Körpermitte. Wusstest du, dass sich die punktgenaue Körpermitte eine Handbreite unterhalb des Nabels befindet? Dieser Punkt entspricht in der TCM dem Akupunkturpunkt KG 4 und ist der Alarmpunkt des Dünndarms. Der Akupunkturpunkt wird in der Therapie eingesetzt, um das Qi, also die Lebensenergie zu steigern. Und das funktioniert natürlich am besten, wenn die Funktionalität des Dünndarms gefördert wird. So können die Nährstoffe aus der Nahrung besser aufgenommen werden und der Körper kann selbst mehr Energie bereitstellen.

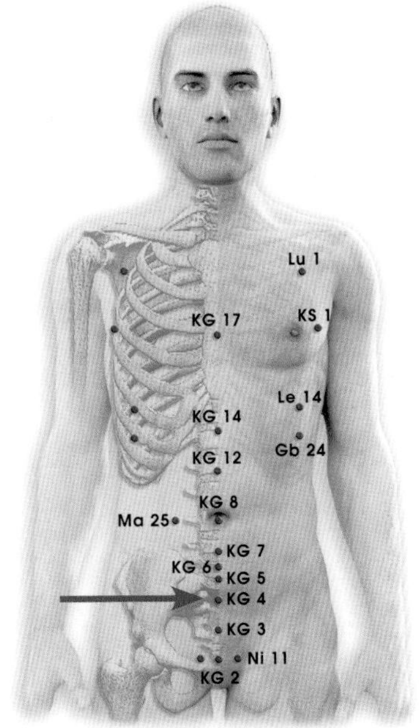

Normalerweise haben wir keinerlei Wahrnehmung in Bezug auf unseren Darm, obwohl er übersät ist mit Nervenzellen. Wenn alles ordnungsgemäß funktioniert, spüren wir den Darm nicht und die Verdauung sowie die Energiegewinnung erfolgt reibungslos. Aber wehe, das sensible Organ Darm gerät aus dem Gleichgewicht. Dann kommt es nicht nur zu Beschwerden und Unwohlsein in der Körpermitte, sondern auch zu negativen Auswirkungen auf die Leistungsfähigkeit, den Schlaf, das Denkvermögen und vieles mehr.

Das Mikrobiom als Voraussetzung für ein intaktes Immunsystem

Zur Prägung des Immunsystems wird eine gute Darmbesiedlung benötigt, das sogenannte Mikrobiom.

Ein gesundes Mikrobiom zeichnet sich durch eine hohe Vielfalt an Bakterien und Mikroorganismen aus und beginnt sich bereits im Mutterleib auszubilden. Nach der Geburt wird die Zusammensetzung von den jeweiligen Umweltbedingungen und der aufgenommenen Nahrung geprägt und ist in etwa mit dem dritten Lebensjahr abgeschlossen. Das Mikrobiom ist so individuell wie ein Fingerabdruck. Kein Mikrobiom dieser Welt gleicht dem anderen.

Den Treibstoff dafür liefert die Nahrung. Dabei beschränkt sich diese Mikrobenwelt nicht auf den Darm, sondern kommuniziert mit den Bakterien der Haut, der Tränenflüssigkeit, der Harnblase usw.

Wir fassen zusammen: Unsere Ernährungsweise

- liefert alle lebensnotwendigen Nährstoffe,
- ist die Grundlage zur Bildung eines optimalen Milieus für eine intakte mikrobielle Besiedlung,
- ist die Basis für ein gut funktionierendes Immunsystems und unsere Gesundheit.

Unsere Haut bildet die Barriere zur Außenwelt. Sie enthält eine Vielzahl an guten Hautbakterien, die uns beschützen, indem sie ein intaktes Milieu aufrechterhalten und somit nicht alles, was aus der Außenwelt auf uns einwirkt, ungehindert in den Körper eindringen kann. Zugleich sorgt eine gesunde Hautbesiedlung vor übertriebener Abwehrreaktion, die beispielsweise bei einer Neurodermitis oder Schuppenflechte erkennbar wird. Die Hautbarriere schützt vor Verletzungen, unterstützt die Wundheilung und wehrt Krankheitserreger sowie klimatische Faktoren wie Hitze, Kälte, Nässe, Trockenheit und Wind ab.

NORMALE HAUT

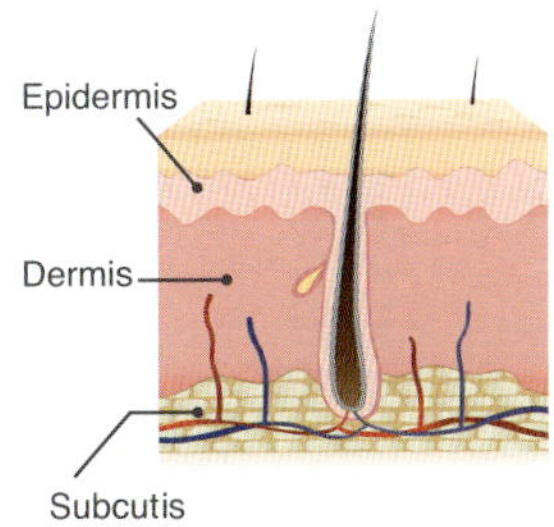

Häufiges Händewaschen und übertriebene Körperhygiene mit Verwendung von Seifen und Desinfektionsmitteln schwächen diese natürliche Hautflora. Die Folge ist, dass die Hautbarriere dünner und trockener wird, vergleichbar mit einem Netz. Es können rissige und offene Stellen entstehen, Abwehrmechanismen und Wundheilung werden beeinträchtigt.

Im Körperinneren setzt sich die Haut als Schleimhaut fort. Die Schleimhaut kleidet unseren gesamten Verdauungstrakt aus – vom Mund bis zum Enddarm – und ist nichts anderes als eine nach innen gestülpte Außenwelt. Die Funktion, die die Haut an der äußeren Körperoberfläche hat, übernimmt die Schleimhaut in unserem Inneren.

Gelangt Nahrung in unseren Körper, hat sie zuallererst Kontakt mit unserer Schleimhaut. Beim Kontakt mit den Schleimhautzellen erkennt ein intaktes Immunsystem, was gut und was schlecht ist. Dazu benötigt der Körper die Unterstützung der Darmbakterien. Verunreinigte Lebensmittel und verdorbene Nahrung können so rasch unschädlich gemacht und/oder schnellstmöglich ausgeschieden werden – entweder durch Erbrechen oder Durchfall. Gute Nahrung hingegen wird in die kleinsten Bestandteile zerlegt und aufgenommen. So wird Nahrung zu einem Bestandteil des eigenen Körpers.

Heute wissen wir, dass das Zusammenspiel von Bakterien mit den Darmzellen die Immunzellen prägt. Bereits in den 1960er Jahren wurde festgestellt, dass sich bei Mäusen mit einem sterilen Darm kein Immunsystem entwickelt. Ohne Immunsystem gibt es keine Abwehr gegen Krankheitserreger, keine Unterscheidung zwischen guter und schlechter Nahrung und keine Reparaturmechanismen. Ein fehlendes Immunsystem ist mit dem Leben nicht vereinbar.

"Im Darm befinden sich bis zu 80 % der Immunzellen.“

Das Mikrobiom umfasst Schätzungen zufolge etwa 39 Billionen Mikroorganismen. Zum Vergleich: Der menschliche Körper besteht aus circa 30 Billionen Körperzellen. Das bedeutet, dass wir mehr Mikroorganismen in und auf uns tragen als Körperzellen. Daraus lässt sich rasch herleiten, dass ein Leben ohne Mikrobiom nicht möglich wäre.

Verschiedene Bakterienarten haben spezifische Funktionen. So sorgen Laktobazillen und Bifidobakterien für den richtigen pH-Wert und für eine intakte Verdauungsleistung. Escherichia coli und Enterokokken unterstützen hingegen verstärkt die Bildung von Immunzellen.

Ein Mangel an Akkermansia muciniphila und Faecalibacterium prausnitzii hat zur Folge, dass die Darmschleimhaut durchlässig und empfindlich wird. Das hat verheerende Auswirkungen. Speisebrocken können so ungehindert in die Wandschichten des Darmes vordringen, wo normalerweise nur gespaltene und kleinste Nahrungsbestandteile durch das Bindegewebe in die Blutbahn gleiten. Treffen also „feindliche“ Anteile in diese Regionen, kommt es zum Angriff durch das eigene Immunsystem. Die Folge sind übertriebene Abwehrreaktionen, Entzündungen und Schmerzen bis hin zu chronischen Erkrankungen, die nicht unmittelbar mit dem Darm in Verbindung gebracht werden.

"Die westliche Lebensweise und Ernährung schwächt die Artenvielfalt des Mikrobioms.“

In den letzten zehn Jahren hatten wir in der Medizin zunehmend das Problem, dass die Reduktion der Mikrobiomvielfalt nicht nur die menschliche Verdauung schwächt, sondern auch die Darmdurchlässigkeit erhöht. Die medizinische Diagnose „Leaky Gut“ bedeutet „löchriger Darm“ und ist zur neuen Volkskrankheit geworden. Die Folge sind Überreaktionen des Immunsystems. Dieses Zusammenspiel an Umständen bildet den Grundstock für die zunehmende Entwicklung von Unverträglichkeiten und Allergien.

"Etwa ein Drittel aller Menschen in den westlichen Industriestaaten leidet bereits an einer Unverträglichkeit oder Allergie, Tendenz stark steigend.“

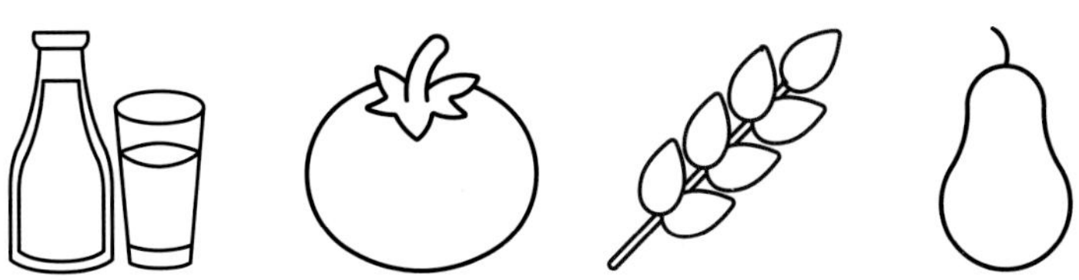

Der Verdauungstrakt aus der Sicht der TCM

Die TCM unterscheidet zwischen angeborener und erworbener Essenz. Die Essenz beinhaltet zwei Komponenten: die Substanz (Körper) und die Lebensenergie, also Yin und Yang.

Ein Teil der Essenz ist angeboren. Diese angeborene Essenz umfasst nichts anderes als die genetische Grundlage, die wir von den Eltern bei der Geburt mitbekommen haben. Dabei ist nicht nur entscheidend, welche genetischen Voraussetzungen unsere Eltern mitgebracht haben, sondern auch, in welcher Verfassung sie zum Zeitpunkt der Zeugung waren.

Sobald wir geboren sind, nehmen wir mit unserer Nahrung und der Atemluft regelmäßig Energie zu uns, die erst umgewandelt werden muss, bevor sie dem Körper dienlich ist (erworbene Essenz). Dafür sind aus Sicht der TCM der Magen und die Bauchspeicheldrüse hauptverantwortlich.

Magen und Bauchspeicheldrüse (Milz/Pankreas) befinden sich im Erdelement (siehe Grafik) und sind das Zentrum der Umwandlung sowie des Aufsteigens und Absteigens.

Hier wird Nahrung zu reiner Nahrungsenergie umgewandelt. Die reinen Substanzen steigen auf zu Herz und Lunge, wo sie sich mit der Atemluft (Sauerstoff) verbinden und als gesammelte Energie im Körper verteilt werden.

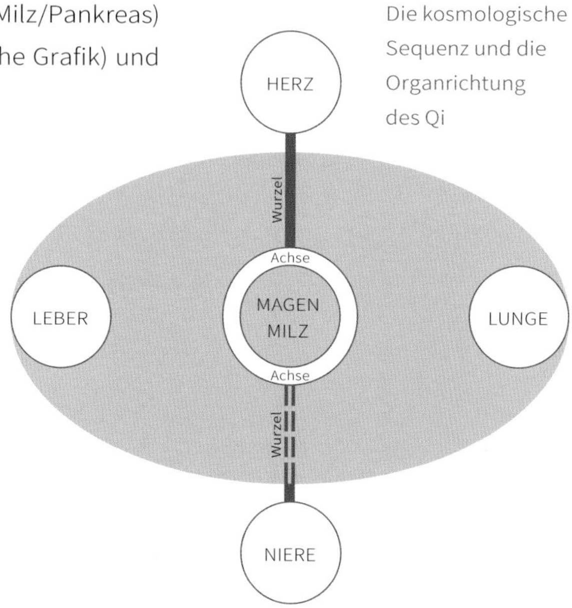

Die kosmologische Sequenz und die Organrichtung des Qi

Unreine (also unbrauchbare) Substanzen steigen ab zur Niere und zum Dickdarm, wo sie ausgeschieden werden.

Das bereits erwähnte Kochtopfprinzip (siehe Seite 20) beschreibt sehr gut, dass unsere Verdauungskraft sowohl von der genetischen Konstitution als auch von unserer Ernährungs- und Lebensweise abhängig ist. Ein Beispiel: Selbst bei einem starken Verdauungsfeuer kann die Suppe im Topf nicht gut am Köcheln gehalten werden, wenn ausschließlich rohe Bestandteile und kalte Flüssigkeiten zugeführt werden. Das wird den Siedepunkt einer bereits kochenden Suppe herabsetzen. Die Folge ist, dass mehr Energie benötigt wird, um die Suppe wieder zum Kochen zu bringen.

Der Körper benötigt also mehr Energie und eine stärkere Grundkonstitution, um rohe Lebensmittel verdauen zu können. Kalte Getränke müssen im Körper erwärmt werden und ziehen ebenfalls vermehrt Energie ab. Anders gesagt können Menschen mit einer schwachen Konstitution an Energielosigkeit, Müdigkeit und Verdauungsbeschwerden leiden, wenn ausschließlich „kalte" Mahlzeiten zu sich genommen werden. Personen mit einem schwachen Verdauungsfeuer spüren rasch eine Verbesserung des Allgemeinzustands, wenn sie geregelte Mahlzeiten mit gekochten Gerichten und warmen Getränken zu sich nehmen.

Man kann also über die Ernährung einen großen Einfluss darauf nehmen, wie gut die erworbene Energie aus der Nahrung letztendlich dem Körper zur Verfügung gestellt wird. Das bedeutet aber nicht, dass Rohkost und kalte Getränke grundsätzlich schlecht sind oder gemieden werden sollen. Entscheidend ist, dass man selbst erkennt, wie stark das eigene Verdauungsfeuer ist und welche Ernährungsform die beste für einen selbst ist.

"Je besser du dich und deinen Körper kennst, desto besser kannst du auf deine Gesundheit Einfluss nehmen."

Das Fünf-Elemente-Modell

Die fünf Elemente der Traditionellen Chinesischen Medizin sollten im Kontext des Lebens nicht als starre Elemente betrachtet werden. Sie unterliegen einer ständigen Wandlung, deshalb werden sie richtigerweise die „fünf Wandlungsphasen" genannt. Das ist eine wichtige Information zum Verständnis, wie wandelbar das Leben und auch die Gesundheit sind.

> "Solange du lebst, besteht die Chance auf Wandlung – sowohl im negativen als auch im positiven Sinn!"

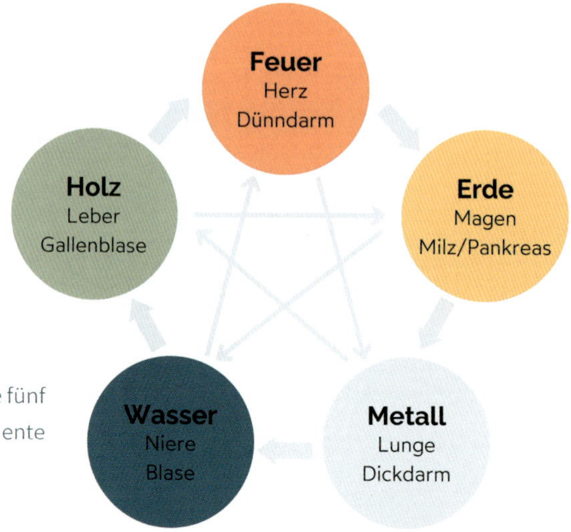

Die fünf Elemente

Die Wandlungsphasen unterliegen einem Zyklus: Ein Element bringt in seiner Wandlung jeweils das nächste hervor. Wasser bildet die Grundlage für organisches Leben wie Holz. Holz verbrennt im Feuer zu Asche (Erde). Diese verdichtet sich zu Gestein

(Metall), welches der Quell des Wassers ist. Wasser bringt wieder neues Leben und Holz hervor. So schließt sich der Kreislauf der Natur.

Auf ein Leben betrachtet beginnt der Kreislauf immer im Wasserelement. Das Wasser steht für die Lebensgrundlage und enthält den genetischen Bausatz des Lebens, sorgt für Fruchtbarkeit und die Fähigkeit zur Fortpflanzung. Auf rein körperlicher Ebene steht es für die Knochensubstanz, das Hormonsystem, Gehirn und Nervensystem. Sind diese Voraussetzungen gegeben, entwickelt sich das Ungeborene im Fruchtwasser und tritt aus diesem ins Leben hinaus.

Die Kindheit und Jugend werden dem Holzelement zugeschrieben. Hier geht es um Wachstum, Entfaltung, Kreativität, aber auch darum, die Grenzen des Lebens zu erfahren. In dieser Lebensphase darf experimentiert und die eigene Persönlichkeit geformt werden. Diese benötigt eine gewisse Freiheit, um sich ungehindert entwickeln zu können, ohne dabei aber die Grenzen anderer zu überschreiten. Dafür ist die Eigenerfahrung in der direkten Auseinandersetzung mit anderen, aber auch ein gesundes Maß an Erziehung erforderlich.

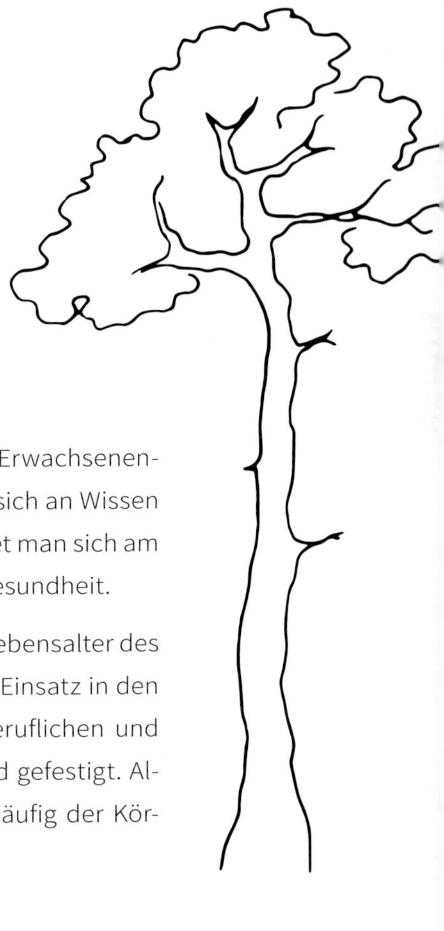

Der Lebenshöhepunkt steht im Zeichen des Feuers. Im Erwachsenenalter angekommen kann man alles umsetzen, was man sich an Wissen und Fähigkeiten angeeignet hat. Auch körperlich befindet man sich am Höhepunkt in Bezug auf Leistungsfähigkeit, Kraft und Gesundheit.

Etwa ab dem 35. Lebensjahr kommt man in das „reife" Lebensalter des Erdelements. Die Ernte des Lebens ist der Dank für den Einsatz in den besten Lebensjahren. In dieser Zeit bekommen die beruflichen und familiären Errungenschaften eine solide Basis, alles wird gefestigt. Allerdings macht sich in diesem Lebensabschnitt auch häufig der Körper erstmals bemerkbar. Die Regenerationsfähigkeit lässt nach und die ersten Beschwerden tauchen auf.

Das darauffolgende Metallelement wird nicht selten als ein herausfordernder Lebensabschnitt wahrgenommen. Die hormonellen Reserven erschöpfen, für Frauen endet die Fruchtbarkeit und sie treten ins Klimakterium ein. Ein Wechsel vollzieht sich auch bei Männern. Das Metallelement ist scharf wie eine Klinge, kann Ansichten grundlegend verändern und sogar Beziehungen trennen. Diese Phase kann mitunter auch hilfreich sein, die eigene Natur und das Wesen werden besser erkannt und verstanden. Der Körper bereitet sich auf den Lebensabend vor. Geistig entscheidet sich, ob man bereit zum Altern ist und sich dem Lebensfluss hingeben möchte – oder eben nicht.

Bereits nach dieser Phase, etwa mit dem 60. Lebensjahr, tritt man wieder ins Wasserelement ein. Das bedeutet nicht, dass das Leben zu Ende geht. Aber die Reserven erschöpfen langsam, der Gesundheit darf zunehmend mehr Aufmerksamkeit geschenkt werden. Geistig entwickelt sich aufgrund der erlebten Erfahrungen ein übergeordnetes Verständnis für das Leben. Neben den Lernerfahrungen bilden Vertrauen, Gelassenheit und Zufriedenheit die Basis für die Weisheit des Alters.

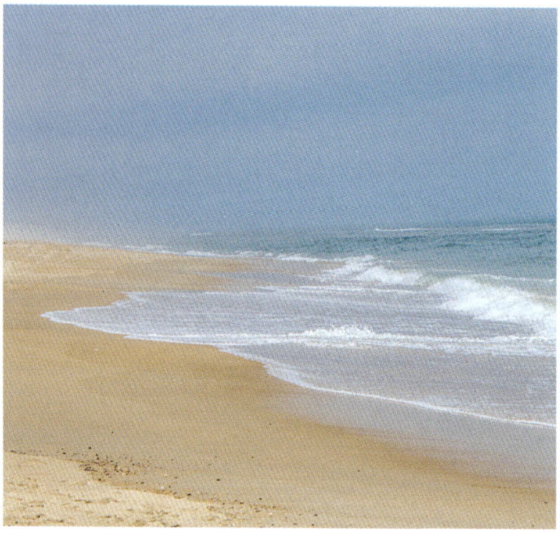

Neben den Lebensphasen sind jedem Element bestimmte Jahreszeiten, Körperorgane, Emotionen, Lebensmittel, Geschmäcker, Farben und vieles mehr zugeordnet. Die Verdauungsorgane Magen und Bauchspeicheldrüse (Milz/Pankreas) sind der Erde zugeschrieben. Dünndarm steht im Feuerelement, Dickdarm im Metallelement, Leber und Gallenblase im Holzelement. Über die Grafik ist erkennbar, wie die einzelnen Organe, die an der Verdauung beteiligt sind, mit den verschiedenen Körperfunktionen in enger Verbindung stehen.

Zu sehr möchte ich an dieser Stelle nicht ins Detail gehen, aber es ist schon klar ersichtlich, dass ein Organ niemals isoliert betrachtet und behandelt werden kann. Die Organe stehen in unmittelbarer Verbindung zueinander, sie bedingen sich gegenseitig und wirken aufeinander. Geht ein Organ in die Schwäche, wirkt sich das auf die anderen Elemente und Funktionskreise aus. Diagnostisch ist das Fünf-Elemente-Modell sehr hilfreich, weil ein Symptom betrachtet wird und daraus abgeleitet werden kann, woher es ursprünglich kommt bzw. welche Auswirkungen das auf andere Organe haben kann.

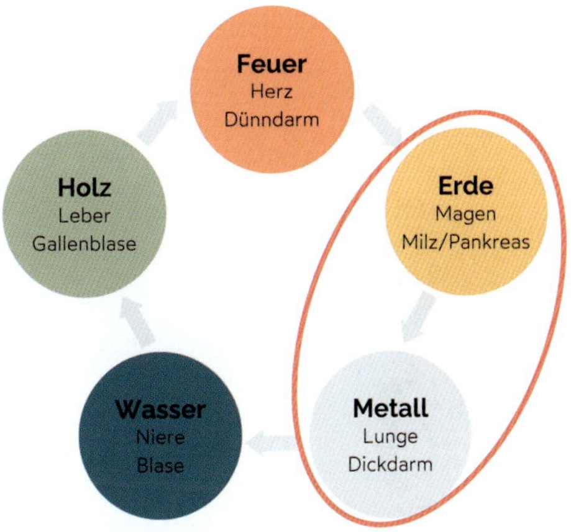

Ich möchte dir anhand eines Beispiels für die Beziehung zwischen den Wandlungsphasen Erde und Metall zeigen, wie das Modell in der Praxis funktioniert. Der Mutter-Kind-Regel nach ist die Erde die Mutter und das Metall das Kind.

Clemens ist fünf Jahre alt und besucht seit zwei Jahren den Kindergarten. Wiederkehrende Infekte der oberen Atemwege sind in diesem Alter üblich, aber bei Clemens folgt eine obstruktive Bronchitis der anderen. Er leidet dabei häufig an Atemnot und ist stark verschleimt.

Er ist ein gutes Beispiel dafür, wie das Fünf-Elemente-Modell in der Behandlung eingesetzt wird. Das Problem bei Clemens ist seine Lunge, die befindet sich im Metallelement. Im Fünf-Elemente-Modell ist der Verdauungstrakt (Erde) die Mutter der Lunge. Besteht auf einer Organebene ein wiederkehrendes Problem, sollte unbedingt nach der Ursache im Mutterelement gesucht werden.

Bei Clemens stellt sich heraus, dass die häufigen Antibiotikagaben wegen der wiederkehrenden Bronchitiden eine Darmfehlbesiedlung verursacht haben. In Folge entstand eine unerkannte Unverträglichkeit auf Milchprodukte und Histamin. Beim Konsum von Milch, Käse und Schokolade klagt Clemens öfter über Bauchschmerzen, sein Stuhl ist auffallend geruchsintensiv und weich. Indem er diese Lebensmittel zu sich nimmt, schwächt er unbewusst zusätzlich seine Darmfunktion.

Nahrungsmittelunverträglichkeiten sind bei Kindern in der Regel nicht die Ursache, sondern die Folge einer ungünstigen mikrobiellen Besiedlung. Sobald der Darm entsprechend behandelt wird, können die Unverträglichkeiten wieder verschwinden. Durch eine wiedergewonnene starke Verdauungsleistung bei Clemens kann sich das Immunsystem stabilisieren, seine Lunge erholen und die wiederkehrende Bronchitis nachhaltig ausgeheilt werden.

"Geht es der Mutter gut, geht es dem Kind gut."

Wenn die Verdauung nicht gut funktioniert

Verstopfungen, Blähungen, Durchfälle und Bauchschmerzen sind eindeutige Hinweise, dass eine Problematik im Darm vorliegt. Bei dieser Art von Beschwerden wartest du in der Regel erst ab, ob sie sich von selbst wieder legen. Falls nicht, wirst du den Arzt/die Ärztin deines Vertrauens aufsuchen. Wenn die Beschwerden jedoch länger anhalten oder sogar chronisch werden, wird man dir auch dort zu weiterführenden Untersuchungen raten. Die Spezialisten für den Magen-Darm-Trakt sind die Gastroenterolog:innen. Es gibt eine Vielzahl an Untersuchungsmöglichkeiten: Blutanalysen, Stuhlanalysen, Ultraschall der Bauchorgane sowie die Magen- und Dickdarmspiegelung.

Wenn dich Blähungen quälen

Leidest du an Blähungen und du weißt nicht warum? Kommen diese Blähungen nach jeder Mahlzeit oder nur nach dem Verzehr bestimmter Lebensmittel vor? Treten deine Beschwerden zu bestimmten Tageszeiten oder scheinbar willkürlich auf? Kannst du für deinen Blähbauch andere Zusammenhänge erkennen?

Die häufigsten Ursachen für Blähungen sind schnell erklärt:

Alles, was dem Darm zu viel ist, führt im Darm zu Blähungen. Das kann die Menge sein oder ein spezielles Nahrungsmittel, welches der Darm nicht gut verträgt.

Gase im Bauch entstehen entweder durch Gärung oder Fäulnis. Gärung erfolgt durch Hefen bei der Umwandlung von Zucker (Kohlenhydrate) in Alkohol. Dabei entstehen

Gase, vergleichbar mit der Herstellung von Wein: Aus Traubensaft wird Sturm und letztendlich Wein.

Übersetzt bedeutet das, wenn Kohlenhydrate nicht gut abgebaut werden können, weil der Darm falsch besiedelt ist (es überwiegen Hefen und Pilze zu Lasten der guten Darmbakterien), kommt es zu Blähungen – vor allem nach dem Genuss von süßen Lebensmitteln, aber häufig auch nach Getreide, Obst und Gemüse. Diese Blähungen erzeugen viel Luft, stinken aber in der Regel nicht.

Die Fäulnis ist hingegen ein bakterieller Abbauprozess von Proteinen. Hierbei entstehen übelriechende Gase wie Ammoniak und Schwefelwasserstoff, das heißt, diese Blähungen sind übelriechend! Die Ursache ist in den meisten Fällen ebenfalls eine Fehlbesiedlung des Darmes. Es überwiegen im Darm Fäulnisbakterien, die ohne Sauerstoff überleben können. Dieses Ungleichgewicht entsteht häufig durch proteinreiche Ernährung, Infektionen oder durch die Einnahme von Medikamenten.

Warum führt Stress zu Blähungen?

Stress hat einen erheblichen Einfluss auf die Nerven und in weiterer Folge auf das Stoffwechselsystem und den Hormonhaushalt. Über das vegetative (autonome) Nervensystem sind diese Prozesse nicht unmittelbar mit dem Willen beeinflussbar. Dieses eigenständige Nervensystem regelt die unbewussten Körperfunktionen wie den Herzschlag, die Atmung, den Schlaf und die Verdauung. Es besteht aus zwei gegensätzlichen Anteilen – dem Sympathikus und dem Parasympathikus.

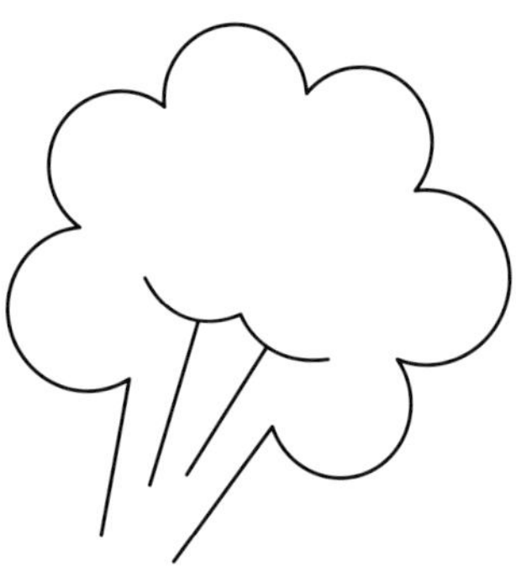

Ist ein Teil der beiden aktiv, ruht der andere. Das ist vergleichbar mit einem Lichtschalter, den du ein- und ausschaltest. Bei körperlicher oder geistiger Aktivität, wenn du unter Stress stehst und selbst wenn dein Unterbewusstsein nicht zur Ruhe kommt, leistet der Sympathikus seine Arbeit und beschleunigt deinen Herzschlag, deine Atmung, hält dich wach. In dieser Zeit ruht sein Gegenspieler, der Parasympathikus. Der Parasympathikus wirkt dann, wenn du zur Ruhe kommst, und sorgt so im Körper für erholungsfördernde Signale. Erst dann setzt eine ordnungsgemäße Verdauung ein.

"Entspannung und Meditation unterstützen deine Verdauungsfunktion."

Langfristig wirken sich Stress und Hyperaktivität negativ auf deine Darmfunktion und in weiterer Folge auf die Darmflora aus. So kann eine anhaltende Stressbelastung sogar die Aufnahmefähigkeit von Nährstoffen beeinträchtigen.

Also zusammengefasst:

- Es gibt verschiedene Ursachen für Blähungen.
- Es kommt generell auf die Menge der Nahrung an.
- Häufig sind es bestimmte Lebensmittel, die Blähungen hervorrufen.
- Stress ist eine häufig unerkannte Ursache für Blähungen.
- Meist kommen mehrere Faktoren zusammen, die zu Blähungen führen.

Wenn du regelmäßig unter Blähungen leidest, zeigt es, dass dein Darm belastet ist. Da sich im Verdauungstrakt fast 80 % der immunkompetenten Zellen befinden, kann sich das in weiterer Folge auch nachteilig auf deine Immunabwehr auswirken.

Beobachte bitte, wann Blähungen auftauchen und wodurch sie ausgelöst werden. Versuche, die Ursachen herauszufinden und zu verhindern. Gute Möglichkeiten, den Darm zu entlasten, sind die Reduktion der Lebensmittelauswahl und Menge sowie regelmäßige Erholungs- und Entspannungsphasen. Bei der Darmgesundheitskur sind all diese Aspekte vereint und Blähungen verschwinden in der Regel bereits am ersten Tag.

Wenn der Stuhlgang zur Plage wird

Durchfälle

Bei einer idealen Verdauung ist der Stuhlgang schmerzfrei und erfolgt ohne Schwierigkeiten oder Hilfestellungen. Der Stuhl ist mittelbraun und wurstförmig. Zum Reinigen wird kaum Klopapier benötigt.

Du hast hingegen häufig weichen Stuhlgang oder sogar Durchfälle, manchmal begleitet von Bauchkrämpfen? Du bemerkst, dass du nach bestimmten Speisen rasch die Toilette aufsuchen musst, weil eine Darmentleerung drängt? Du fragst dich, wie ein normaler Stuhl aussehen sollte?

Wenn der Stuhl so weich ist, dass er keine Form mehr annimmt, eher einer Flade gleicht oder gar flüssig wird, gibt es zwei Hauptursachen:

- Der Darm möchte etwas rasch loswerden, weil die Nahrung als „Feind" interpretiert wird und nicht verwertet werden kann.
- Die Verdauungskraft ist zu schwach, um die Nahrung zu verarbeiten.

Die Folge ist, dass der Nahrungsbrei zu schnell den Darm passiert und so lebensnotwendige Nährstoffe und wertvolle Vitamine nicht ausreichend aufgenommen werden können. Daraus resultieren langfristig eine Energieschwäche und Erschöpfung. Häufig wird eine bleierne Müdigkeit unmittelbar nach einer Mahlzeit beschrieben.

Was kannst du tun, wenn dein Stuhl weich ist?

In erster Linie sollte nach der Ursache gesucht werden. Ist die Nahrung verunreinigt oder verdorben, sodass der Darm in einem natürlichen Mechanismus die Giftstoffe loszuwerden versucht? Dann hat der Körper richtig reagiert und du kannst dich bei ihm bedanken, dass er gute Arbeit geleistet und dich von Schädlichem befreit hat.

Oder sind es bestimmte Lebensmittel, die weichen Stuhl hervorrufen? In diesem Fall sollte genau geprüft werden, was gegessen wird, und ein Ernährungsprotokoll ge-

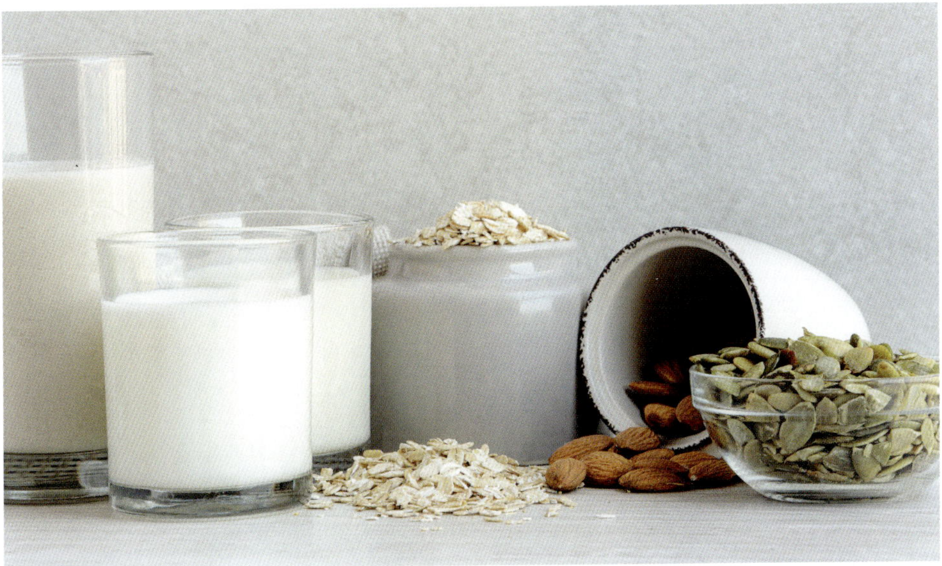

führt werden. Damit kann auch festgestellt werden, wann Beschwerden auftreten und wann der Darm mit Durchfall reagiert. So lässt sich im Nachhinein herausfinden, welche Lebensmittel dem Körper nicht guttun. Die meisten Menschen mit weichem Stuhl und Durchfallattacken haben Unverträglichkeiten auf Laktose, Fruktose, Sorbit und/oder Histamin. Aber auch Gluten und andere Lebensmittelbestandteile können ähnliche Reaktionen hervorrufen.

Wenn der vermeintliche „Störenfried" ausfindig gemacht werden kann, ist er eine zeitlang zu meiden. So kann sich der Darm wieder erholen und häufig wird danach das Lebensmittel wieder vertragen. Wenn das nicht ausreicht, ist ärztliche Hilfe einzuholen.

Um die Verdauungskraft zu stärken, sollten generell bei weichen Stühlen folgende Lebensmittel nur in geringen Mengen gegessen werden:

- rohes Gemüse, Obst und Getreide (Müsli),
- Süßigkeiten,
- Milchprodukte.

Zudem ist unbedingt Stress zu vermeiden.

Stattdessen wird empfohlen:

- regelmäßige warme Mahlzeiten und Getränke,
- langsam essen und gut kauen,
- Verwendung frischer und getrockneter Gewürze (Aromen).

Wenn du regelmäßig weichen Stuhl oder Durchfall hast, hat das negative Auswirkungen auf den gesamten Verdauungstrakt. Das kann zu Entzündungsreaktionen im Darm führen und sich langfristig nachteilig auf dein Immunsystem auswirken.

Beobachte bitte, wann du weichen Stuhl oder Durchfall hast und wodurch er ausgelöst wird. Versuche die Ursachen zu finden und zu verhindern. Die beste Möglichkeit, den Darm zu entlasten, ist die eigene Kenntnis der Unverträglichkeiten und die Vermeidung der entsprechenden Lebensmittel. Bei der in diesem Buch vorgestellten Darmgesundheitskur isst du ausschließlich Gerichte, die selten eine Unverträglichkeit hervorrufen. So kann sich dein Darm erholen. Danach beginnst du wieder schrittweise Lebensmittel des Alltags in deinen Speiseplan aufzunehmen und du erkennst bei einer Verschlechterung rasch, wodurch deine Beschwerden ausgelöst werden.

Verstopfung

Hast du täglich Stuhlgang oder nur jeden zweiten oder dritten Tag? Kommt es vor, dass du tagelang nicht auf die Toilette gehen kannst, ganz besonders dann, wenn du Stress hast, dein Alltag keinem bestimmten Rhythmus folgen kann oder du im Urlaub in ungewohnter Umgebung bist?

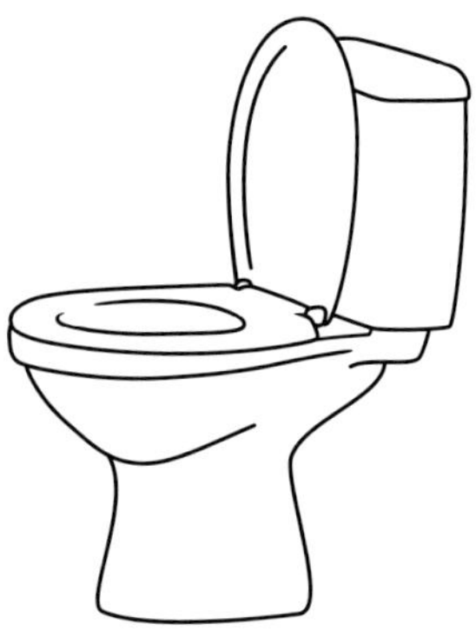

Was passiert eigentlich bei der Verstopfung? Der Stuhl und somit die Abfallprodukte bleiben länger im Körper. Das kann zu einer Art innerer Vergiftung führen und sogar Schäden an der Darmwand verursachen. Die Folge ist eine verstärkte Belastung der Leber, welche sich durch Müdigkeit, Unwohlsein, hormonelle Störungen oder Hautreaktionen bemerkbar machen kann.

Die häufigsten Ursachen für Verstopfungen sind

- **Stress:** Er wirkt über das vegetative Nervensystem blockierend auf die Darmperistaltik und kann zu einer Art Lähmung der Darmwand führen. Es fehlen die natürlichen Bewegungen, um den Stuhl weiterzutransportieren.
- **Flüssigkeitsmangel:** Wenn zu wenig getrunken wird oder durch Fieber oder vermehrtes Schwitzen die Körperflüssigkeiten verloren gehen, führt das zu innerer Trockenheit. Der Dickdarm ist neben den Nieren dafür verantwortlich, den Flüssigkeitshaushalt zu regulieren, indem er aus dem Darminhalt Flüssigkeiten zurückholen kann. Wenn vermehrt Flüssigkeiten benötigt werden, wird der Stuhl ausgetrocknet und hart. Das erschwert den Stuhlgang. Wenn der Kot dauerhaft zu hart ist, schwächt das wiederum die Darmwand und Peristaltik.
- **Blut- bzw. Mikronährstoffmangel:** Aus Sicht der TCM wird das Syndrom Blutmangel nicht zwingend mit einem Mangel der Blutmenge gleichgesetzt, sondern kann auch mit einer mangelnden Blutqualität verglichen werden. Dein Blut ist jene Körperflüssigkeit, welche die Nährstoffe und den Sauerstoff zu den Organen transportiert. Bei einem Mangel an Blut erleidest du automatisch einen Mangel an Nährstoffen. Aber auch nur bei einem geringen Mangel an bestimmten Mineralstoffen und Spurenelementen können die Peristaltik und normale Darmfunktionen leiden.
- **Darmfehlbesiedlung:** Wie bereits erwähnt, gibt es verschiedene Ursachen für eine Veränderung der natürlichen bakteriellen Darmbesiedlung. In vielen Fällen ist bei der Verstopfung auch ein Mangel an Milchsäurebakterien nachweisbar.
- **Glutensensitivität:** Meiner Praxiserfahrung nach zeigt sich häufig bei Menschen mit Verstopfungsneigung eine bestehende Glutensensitivität, insbesondere

bei jenen, die schon in ihrer Kindheit an Verstopfung gelitten haben. Diese ist nach den schulmedizinischen Verfahren (Labor, Endoskopie) nicht nachweisbar, jedoch über die Funktionelle Myodiagnostik. Die „Unverträglichkeit" auf Gluten könnte maßgeblich daran beteiligt sein, dass sich die Darmflora verändert und die Darmfunktion beeinträchtigt.

Was kannst du tun, um einen geregelten Stuhlgang aufrecht zu erhalten?

1. Ein tägliches Ritual anwenden, um im natürlichen Lebensrhythmus zu bleiben. Beispiele dafür sind:
   - lauwarmes Wasser morgens auf nüchternen Magen trinken,
   - ausreichend frühstücken,
   - Bauchmassage anwenden,
   - Hautmassage mit einer weichen Körperbürste,
   - Körperübungen wie Qigong, Yoga, Atemübungen etc.
2. Ausreichend Trinken! Ein erwachsener Körper benötigt je nach Körpergewicht und Flüssigkeitsverbrauch circa zwei bis vier Liter Wasser am Tag.
3. Körperliche Aktivität in Form von Spaziergängen, Wanderungen, Laufen, Schwimmen etc.
4. Magnesium und Vitamin C sind ideale Nahrungsergänzungsmittel, um die Darmfunktion anzuregen und positiv zu unterstützen.
5. Präbiotika, Probiotika und Ballaststoffe in Form von Gemüse und Obst, aber auch Weizenkleie, Leinsamen und Flohsamen können den täglichen Stuhlgang durch die Stärkung der Darmflora unterstützen.
6. Bei Blutmangel oder Verdacht auf Mikronährstoffmangel ist ärztliche Unterstützung erforderlich.

Wenn du regelmäßig verstopft bist, hat das negative Auswirkungen auf den gesamten Verdauungstrakt. Das kann sich ebenfalls nachteilig auf dein Immunsystem auswirken.

Beobachte bitte, was die Auslöser für einen unregelmäßigen Stuhlgang sind. Versuche die Ursachen herauszufinden und zu verhindern. Eine gute Möglichkeit, den Darm einmal gründlich zu entlasten, ist die Darmgesundheitskur nach meiner Methode, welche sanfte Anwendungen zur Darmreinigung beinhaltet.

Nahrungsmittelunverträglichkeiten – Symptom oder Diagnose?

In der Bevölkerung herrscht nicht selten Skepsis darüber, ob tatsächlich so viele Menschen an Lebensmittelunverträglichkeit leiden oder ob es sich nicht eher um eine Marketingstrategie der Lebensmittelindustrie für laktosefreie, glutenfreie und vegane Produkte handelt.

Andererseits kommen in die Arztpraxis immer mehr Patient:innen mit unklaren Bauchbeschwerden, die noch nicht wissen, dass sie an Intoleranzen leiden.

Meine Erfahrung als Ganzheitsmedizinerin ist, dass die Unverträglichkeiten auf Lebensmittel leider tatsächlich zunehmen. Das hat mehrere Gründe:

Viele Lebensmittel sind in der kommerziellen Herstellung nicht mehr natürlich. Schon bei der Züchtung, dann bei der Herstellung und zu guter Letzt auch durch die Bearbeitung werden unsere Nahrungsmittel von Menschenhand beeinflusst. Genmanipulation, Anwendung von Insektenschutz- und Unkrautvernichtungsmitteln, Auslaugung der Böden und Antibiotika in der Tierzucht sind nur wenige Schlagworte, um das Ausmaß der industriellen Lebensmittelerzeugung zu erahnen.

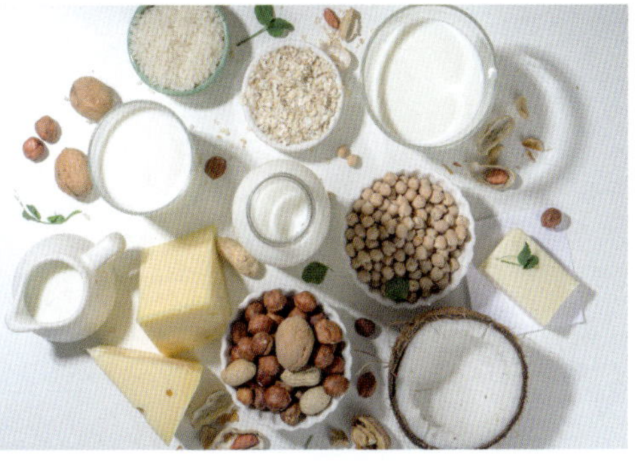

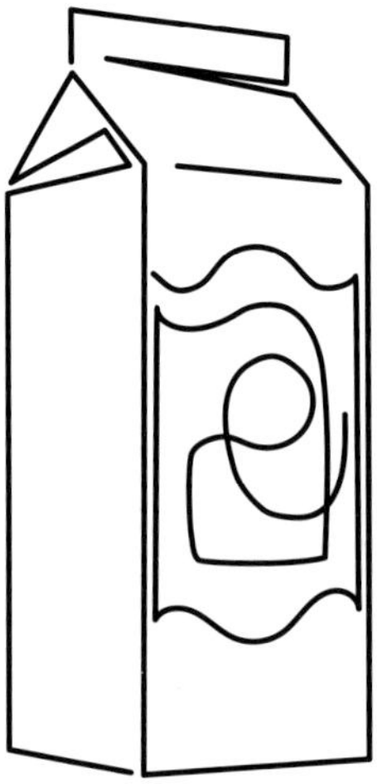

Globalisierung und Lebensmittelindustrie verursachen, dass Nahrungsmittel über den gesamten Erdball transportiert werden und lange Lagerungszeiten entstehen. So geht ein Großteil der Vitamine und natürlichen Nährstoffe schlichtweg verloren, bevor die Nahrungsmittel in unserer Küche ankommen.

Ursprünglich natürliche Lebensmittel werden zum Zweck genormter Hygienevorschriften und für eine längere Haltbarkeit verändert. Beispielsweise werden Milchprodukte homogenisiert und ebenso wie andere verderbliche Lebensmittel (Sauerkraut, Essig etc.) pasteurisiert. Das vermindert den natürlichen Gehalt an Milchsäurebakterien und schwächt unsere natürliche Schutzflora im Darm.

Bei der Herstellung von Fertigprodukten werden Konservierungs- und Triebmittel sowie Farb- und Geschmacksverstärker verwendet, die zwar biotechnologisch für die Körperzellen unbedenklich sind, allerdings eine starke Auswirkung auf unser Mikrobiom und in der Folge auf unser Immunsystem sowie den gesamten Körper haben. Den Fertigprodukten zugeführte übertriebene Mengen an Zucker, Salz und Fett erhöhen zwar die Gaumenfreuden, belasten aber langfristig die Stoffwechselfunktionen und können nachweislich zu Übergewicht, Diabetes, Herz-Kreislauf-Krankheiten und Krebserkrankungen führen.

Wir Menschen sind epigenetisch geprägt. Deshalb reagieren wir häufig abweisend auf Lebensmittel, die unsere Vorfahren noch nicht gekannt haben. Die meisten der heute konsumierten Lebensmittel haben vor 70 Jahren in unserem Kulturkreis noch nicht einmal existiert.

Wenn ein Lebensmittel als „feindlich" erkannt wird, versucht das Immunsystem, es loszuwerden. Es entstehen Entzündungsreaktionen als Ausdruck eines natürlichen Abwehrmechanismus. Diese Entzündungen werden oft nicht erkannt, weil sie nur schwach oder zögerlich auftreten.

Aber einige Körpersignale können einen indirekten Hinweis auf Unverträglichkeiten geben:

- Blähungen,
- Bauchschmerzen,
- weicher Stuhl oder Durchfall,
- Verstopfung,
- Hauterkrankungen,
- Allergien,
- Kopfschmerzen,
- Müdigkeit, Erschöpfung,
- Konzentrationsschwierigkeiten,
- Depressionen und vieles mehr.

Nahrungsmittelunverträglichkeiten sind in der Regel keine endgültige Diagnose. Sie sind häufig ein Ausdruck für eine gestörte Darmfunktion, meist verursacht durch eine Fehlbesiedlung im Darm. Die Ursachen dafür sind ebenfalls vielfältig. Aber die wichtigsten sind an dieser Stelle hier noch einmal zusammengefasst:

- Infektion oder Fehlbesiedlung durch Bakterien, Viren, Pilze oder Parasiten,
- Medikamenteneinnahme,
- Umwelteinflüsse und Manipulation von natürlichen Lebensmitteln.

Unverträglichkeiten können in vielen Fällen therapeutisch behoben werden, wenn die richtige Ursache gefunden und entsprechend behandelt werden kann. Dafür benötigt es meiner Erfahrung nach eine ganzheitliche Herangehensweise, Geduld und Zeit sowie das Mitwirken der Patient:innen.

Wenn Nahrungsmittelunverträglichkeiten nicht erkannt oder ignoriert werden, hat das langfristig negative Auswirkungen auf den gesamten Verdauungstrakt, das Immunsystem und letztendlich auf die Körpergesundheit. Ein Heilungsprozess kann nur schwer in Gang gesetzt werden.

MEDIZINISCHE MÖGLICHKEITEN ZUM AUSSCHLUSS VON NAHRUNGSMITTELUNVERTRÄGLICHKEITEN	
Laktose	H2-Atemtest
Fruktose	H2-Atemtest
Sorbit	H2-Atemtest
Histamin	Diaminoxidase im Blut, Histamin im Stuhl
Gluten	Gesamt IgA, Gliadin-, Transglutaminase-, Endomysium-Antikörper im Blut

Um selbst herauszufinden, ob und welche Nahrungsmittelunverträglichkeiten du hast, beobachte in einem ersten Schritt, ob auf bestimmte Lebensmittel irgendwelche Beschwerden auftreten. Die beste Möglichkeit, den Darm zu entlasten und die Gesundheit zu fördern, ist die Kenntnis der Unverträglichkeiten und die (vorübergehende) Vermeidung der entsprechenden Lebensmittel.

Die Darmgesundheitskur bietet eine gute Möglichkeit, den Darm einmal gründlich zu entlasten und im Rahmen der Aufbaukost neue Erkenntnisse zu gewinnen.

Langfristige Auswirkungen von Verdauungsstörungen

Darmfunktionsstörungen werden nicht immer erkannt, weil diskrete Hinweise wie Blähungen, weicher oder harter Stuhlgang nicht als „Problem“ angesehen werden. Diese verborgenen Störungen wirken sich in den meisten Fällen nur langsam auf den gesamten Organismus aus. Als Erklärungsmodell ist die TCM sehr hilfreich:

Wenn die Verdauungskraft gestört ist, kann die Umwandlung der Nahrung zur benötigten Energie nicht in ausreichender Weise erfolgen. Dabei entstehen Abfallprodukte, die nicht ausgeschieden werden können. Diese Abfall- oder Stoffwechselendprodukte werden im Gewebe aufgenommen, üben aber keine spezielle Funktion aus, sondern blockieren die natürlichen Transportwege. Sie verbleiben ebenso wie Giftstoffe und Schwermetalle in der Grundsubstanz zwischen den Zellen. Diese Grundsubstanz ist allerdings sehr wichtig für den Transport lebenswichtiger Vitamine und Nährstoffe. Im Pischinger-Modell, welches das System der Grundregulation beschreibt, werden sie als „Schlacke" bezeichnet. In der TCM spricht man von Feuchtigkeit oder Nässe.

Die Feuchtigkeit ist schwer und sinkt durch die Schwerkraft ab. Sie kann schwere Beine oder ein generelles Schweregefühl, Müdigkeit und Erschöpfung verursachen. Erkrankungen, die sich im Beckenraum, im unteren Rücken oder in den Beinen befinden, sind häufig durch Feuchtigkeit verursacht. Feuchtigkeit ist ein Füllezustand, es entsteht ein „Zuviel" meist auf dem Boden eines Mangels. Feuchtigkeit blockiert nicht nur Transportwege, sondern auch den Energiefluss. Die Folgen sind Schmerzen. Besteht Feuchtigkeit über längere Zeit im Körper, wird sie zu Schleim „eingedickt". Schleim ist nicht nur der Schleim, den wir beispielsweise abhusten können. Schleimerkrankungen nach TCM sind jegliche Störungen, die sich aufgrund einer Disharmonie im System entwickelt haben und einen Überfluss an Substanz herstellen. Hierzu zählen erhöhte Cholesterinwerte, Artherosklerose, Fettleber, Gallen- oder Nierensteine bis hin zu Tumoren.

Folgende Erkrankungen können eine langfristige Folge von Verdauungsstörungen sein:

- Störung des Immunsystems (Infektanfälligkeit, Allergien, Unverträglichkeiten),
- Hauterkrankungen (Ekzeme, Schuppen, Akne, Abszesse),
- psychische Störungen (Konzentrationsstörungen, fehlender Antrieb und depressive Verstimmungen, Depression),

- Schlafprobleme (Ein- und Durchschlafstörungen),
- hormonelle Störungen (Menstruationsbeschwerden, Schilddrüsenerkrankungen und Morbus Hashimoto),
- Stoffwechselerkrankungen (Über- und Untergewicht, Zuckerkrankheit, Fettstoffwechselstörungen und Leberverfettung),
- Herz-Kreislauf-Erkrankungen (Bluthochdruck, Gefäßablagerungen (Atherosklerose) und Infarkt),
- chronische Schmerzen (Kopfschmerzen, Muskelschmerzen, rheumatische Beschwerden),
- eine schlechte Prognose bei chronischen Erkrankungen jeder Art (Krebsleiden, Autoimmunerkrankungen, neurologische Krankheiten u.v.m.).

Traditionelle Heilmethoden als Ergänzung zur Schulmedizin

Eine bereichernde Erweiterung des Blickfeldes

Vorweg möchte ich an dieser Stelle betonen, dass traditionelle Heilmethoden nicht im Widerspruch und schon gar nicht in Konkurrenz zur Schulmedizin stehen.

Bevor sich die Denkweise der heutigen Schulmedizin im 16. Jahrhundert langsam zu etablieren begann, wurden die Menschen ausschließlich nach traditionellen Heilverfahren behandelt. Diese Form der Heilkunde stützt sich auf genaue Beobachtungen von körperlichen Prozessen und deren Veränderungen durch die Einwirkung von Umweltfaktoren, Ernährung, Emotionen und vielem mehr. Dieses Wissen wurde großteils von Generation zu Generation weitergegeben. In China blieben wertvolle Niederschriften der dortigen frühen traditionellen Heilslehre bis in die heutige Zeit erhalten.

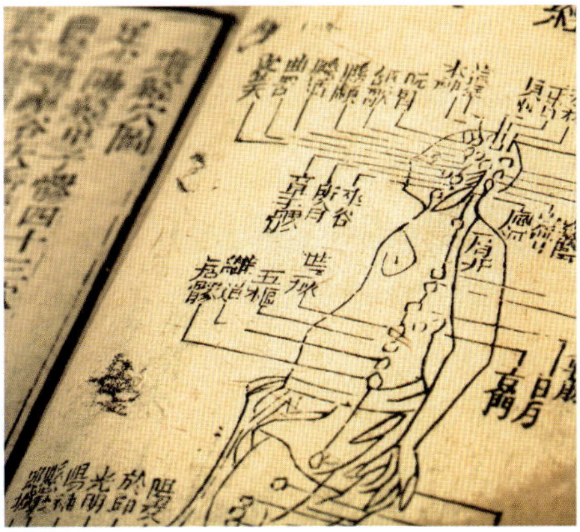

Diesen Schriftstücken haben wir es zu verdanken, dass ein jahrtausendealtes medizinisches Erfahrungswissen in der heutigen Zeit wieder Anwendung finden kann. Bemerkenswert ist, dass archäologische Funde zu unseren Vorfahren darauf hindeuten, dass in Europa offenbar eine sehr ähnliche Form der traditionellen Medizin praktiziert wurde. Ein Beispiel dafür ist die Eismumie „Ötzi", der etwa 3.000 bis 4.000

Jahre v. Chr. gelebt hat und an klassischen Akupunkturpunkten seines Körpers Tätowierungen aufweist. Das legt nahe, dass in Mitteleuropa bereits vor knapp 6.000 Jahren die Methode der Akupunktur angewendet wurde.

Traditionelle Heilmethoden sind das Vermächtnis unserer Vorfahren. Ihnen haben wir es zu verdanken, dass die Menschheit bis heute besteht. Wollen wir wirklich diesen wertvollen Wissensschatz in einer Schublade mit der Aufschrift „ÜBERHOLT" verschwinden lassen und behaupten, dass nur jüngste Erkenntnisse der Schulmedizin Gültigkeit haben?

Ich bevorzuge es, die Vielfalt der Medizin wie das Potential einer aus mehreren Generationen bestehenden Großfamilie zu nutzen. Großeltern haben einen wichtigen Stellenwert, weil sie die nachfolgenden Generationen mit ihren Erlebnissen und Erfahrungen geprägt haben. Sie geben der Familie mit ihrer Weisheit und Ruhe den nötigen Rückhalt, aber auch Stabilität und Vertrauen. Deren Kinder und Kindeskinder schätzen in aller Regel, was die frühere Generation an Vorleistung erbracht hat, und führen einen Teil der Erfahrungen weiter. Die Eltern haben in der aktuellen Zeit zweifelsohne die Hauptverantwortung für das Familienwohl, den Lebensunterhalt und die Erziehung der Kinder. Sie sind Motor und Stütze für die Familie. In schwierigen Zeiten holen sie sich Rat bei den Großeltern. Ihre eigenen Erfahrungen geben sie wiederum an ihre Kinder weiter. Die Kinder hingegen sind die hoffnungsvolle Zukunft. Sie sprühen vor Ideen, sind neugierig, kreativ und ungeduldig, für neue Erfahrungen kann es ihnen nie schnell genug gehen.

Auf die Medizin übertragen, kann man die Großeltern mit den traditionellen Heilslehren, die Eltern mit dem aktuellen Gesundheitssystem und die Kinder mit den neuesten Forschungserkenntnissen vergleichen.

Wer möchte nur einen Bestandteil der Großfamilie missen? Und warum möchte jemand freiwillig auf eine wertvolle Seite der Medizin verzichten?

Das volle Potential zu berücksichtigen und gemeinsam auszuschöpfen, ist nicht nur möglich, sondern auch sinnvoll. Denn erst die Vielfalt an Sichtweisen und Methoden macht langfristige Erfolge in der Gesunderhaltung, Behandlung und Heilung der Menschen möglich. Zudem bereichert es Geist und Seele, alle Aspekte des menschlichen Daseins zusammenzuführen. Patient:innen danken es und Therapeut:innen erfüllt es mit Freude.

Der Wirkungsbereich von traditionellen Heilmethoden

Wie frühzeitig und sensibel traditionelle Heilweisen diverse gesundheitliche Störungen erkennen und darauf einwirken können, lässt sich anhand der folgenden Darstellung erklären.

Ein Hut besteht aus einem zylindrischen Kopf und einer Krempe. Angenommen, du befindest dich auf dem Dach des Zylinders. Wenn du genau in der Mitte stehst, also „in deiner Mitte“ bist, fühlst du dich rundherum wohl und bist gesund. Du bist gut ausgeschlafen, hast eine gute Mahlzeit hinter dir, die dich genährt hat, bist emotional stabil und gehst einer Tätigkeit nach, die dich erfüllt.

Dieser optimale Zustand kann sich jederzeit verändern. Auf natürlichem Weg bekommst du bereits nach wenigen Stunden wieder Hunger und Durst, nach 18 bis 20 Stunden verlangen Körper und Geist nach Erholung und Schlaf. Du bewegst dich aus deiner stabilen Mitte, bewegst dich aber immer noch auf dem Dach des Zylinders. Du bist also noch „bei Gesundheit“ und in einem guten Allgemeinzustand. Du kannst dich durch entsprechende Gegenmaßnahmen wie etwas essen und trinken, sich bewegen oder schlafen in deinen Optimalzustand zurückbringen. In diesem Bereich wirken auch

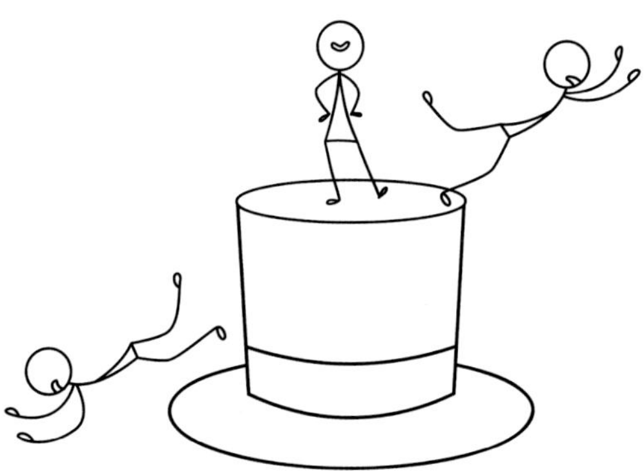

die traditionell überlieferten Heilmethoden hervorragend. Wenn du beispielsweise schon länger keinen erholsamen Schlaf gefunden oder deine Tage stundenlang am Schreibtisch verbracht hast, kannst du mit sanften Maßnahmen in deine Mitte zurückfinden. Traditionelle Heilweisen regen in erster Linie deine Selbstregulation an.

Sollten körperliche Bedürfnisse über einen längeren Zeitraum ignoriert werden, die sich anhand von Hunger, Durst, Müdigkeit oder Unwohlsein, Schmerzen und anderen Symptomen bemerkbar machen, gelangst du an den Rand des Hutdaches. Irgendwann kannst du dich an der Kante nicht mehr halten und fällst herunter, d.h., die Zell- und Körperfunktionen können nicht mehr kompensieren und du verlierst die Kontrolle über die weitere Entwicklung deines Gesundheitszustands.

Die Schulmedizin nimmt dich in der Regel als Patient:in wahr, wenn du auf der Krempe aufschlägst. Erst an dieser Stelle werden in Blutbefunden und bildgebenden Verfahren die körperlichen Störungen mess- und erkennbar. Auch die Schulmedizin kann dann „sehen", dass ein körperliches Problem vorliegt. Die gute Nachricht: Sofern es sich um keinen Unfall handelt, dauert es in der Regel lange, bis körperliche Dysbalancen nicht mehr kompensiert werden können. Damit es möglichst lange zu keiner Dekompensation kommt, ist die eigene Wahrnehmungs- und Reaktionsfähigkeit entscheidend.

Zur Selbstreflexion stelle ich dir auf der nächsten Seite einige Fragen. Bitte beantworte sie dir ehrlich und gut überlegt, indem du zur Beantwortung an der zutreffenden Stelle ein Kreuz machst.

Bitte vergiss niemals: Solange du lebst, kannst du wieder auf das Hutdach zurückkehren, dich rundherum wohlfühlen und vollständig genesen!

Auch wenn du bereits auf der Hutkrempe gelandet bist und sich eine Erkrankung manifestiert hat, empfehle ich dir, dich nicht ausschließlich und bedingungslos der evidenzbasierten Schulmedizin hinzugeben. Selbst dann, wenn es scheint, dass du keinen Beitrag mehr zur eigenen Genesung leisten kannst und nur noch ein Chirurg/

eine Chirurgin oder quasi Gott über dein weiteres Schicksal entscheiden wird, kannst du vieles dazu beitragen, um deine Heilung zu unterstützen.

Zur Erinnerung: Traditionelle Heilweisen unterstützen die Selbstregulation. Auch schulmedizinische und lebensrettende Maßnahmen wie Operationen, Medikamente, Strahlenbehandlungen und Chemotherapie führen zu einem besseren Erfolg, wenn Patient:innen während der Behandlung ihre Selbstregulation bestmöglich ankurbeln. So können Wunden schneller heilen, Medikamente die optimale Wirksamkeit entfalten und Nebenwirkungen deutlich reduziert werden.

"Eine gute Selbstregulation unterstützt jeden Heilungsprozess."

Sachverhalt 1	Trifft gar nicht zu	Trifft kaum zu	Trifft ein wenig zu	Trifft eher zu	Trifft sehr zu
Wie gut kannst du deine Empfindungen wahrnehmen?					
Dir ist häufig auffallend kalt oder warm.					
Du schwitzt leicht.					
Du spürst, wann du Hunger bekommst.					
Du erkennst, wie sich bei dir Erschöpfung bemerkbar macht.					

Die Wahrnehmungsfähigkeit ist keine Selbstverständlichkeit. Viele Menschen verdrängen unbewusst ihre Empfindungen, weil beispielsweise die Körperwahrnehmung in ihrem gesellschaftlichen Umfeld nicht gepflegt wird oder aber auch, weil sie bewusst ihrem Körper nicht viel Beachtung schenken. Wenn du deine Empfindungen wahrnehmen kannst, werden körperliche Probleme leichter erkennbar.

Sachverhalt 2	Trifft gar nicht zu	Trifft kaum zu	Trifft ein wenig zu	Trifft eher zu	Trifft sehr zu
Kannst du deine Körpersignale (alias Symptome) deuten?					
Dir ist klar, warum du Kopf- oder Nackenschmerzen bekommst.					
Du kannst zuordnen, warum sich deine Verdauung manchmal verändert.					
Dir ist klar, wodurch dein Schlaf gestört wird.					

Körpersignale wahrzunehmen bedeutet noch nicht, sie auch zu verstehen. Wenn du wissen möchtest, was dir Symptome sagen, kannst du deinen Körper besser beobachten und dir ein Grundwissen über mögliche Ursachen aneignen.

Sachverhalt 3	Trifft gar nicht zu	Trifft kaum zu	Trifft ein wenig zu	Trifft eher zu	Trifft sehr zu
Wie schnell reagierst du, wenn sich ein Symptom bemerkbar macht?					
Du legst eine Pause vor dem Bildschirm ein, wenn deine Augen müde werden.					
Du beendest eine Mahlzeit, wenn du satt bist.					
Du machst Bewegung, wenn dein Rücken vom Sitzen schmerzt.					
Du gehst bei Beschwerden zum Arzt/zur Ärztin?					

Wahrnehmung und Wissen sind noch nicht alles. Ergebnisse machen sich erst nach deinem Handeln bemerkbar. Je schneller du auf deine Beschwerden mit Gegenmaßnahmen reagierst, desto eher wirst du wieder in deine Mitte finden und deine Gesundheit aufrechterhalten können.

Die Wirkung von Geschmack und Thermik

Der einfachste Weg, die Selbstregulation zu unterstützen, erfolgt über die Ernährung und die daraus resultierende Darmgesundheit. Wenn du bereit bist, dich auf das Abenteuer „Wirkungsweisen von Geschmack und Thermik" einzulassen, wirst du erstaunt sein, wie einfach du auf deine Gesundheit ausgleichend einwirken kannst.

"Süß ist stärkend, harmonisierend und entspannend."

Der süße Geschmack ist vermutlich der erste, mit dem du in Kontakt getreten bist. Die Mutter- bzw. Fläschchenmilch ist süßlich, sie nährte und beruhigte dich als Säugling. Diese Erfahrung führt zu einer Prägung, die ein Leben lang anhält. Zucker und andere Kohlenhydrate verhelfen dir zu einer raschen Energiegewinnung, weshalb sie bei Sport und Stress vermehrt eingesetzt werden. Möglicherweise hast du dich auch schon mal dabei ertappt, dass du zu Süßigkeiten greifst, um dich zu beruhigen oder zu belohnen. Diese scheinbar nur positiven Effekte können aber bei häufigem Konsum zu Übergewicht führen, die Insulinausschüttung erschöpfen und somit langfristig das Verdauungssystem schwächen. Frühe Anzeichen einer Insulinresistenz – der Vorstufe einer Zuckerkrankheit – machen sich durch Müdigkeit nach dem Essen und wiederkehrendem Verlangen nach Süßem bemerkbar.

"Scharf ist zerstreuend und bewegend, öffnet die Oberfläche und regt das Schwitzen an."

Scharf zählt streng genommen nicht zum Geschmacks-, sondern zum Schmerzempfinden. Etwas Scharfes muss nicht gleich schmerzhaft sein, aber die körperliche Reaktion ist schon beachtlich. Auffallend ist jedenfalls, dass beispielsweise der Genuss eines scharfen indischen Currys zum Schwitzen anregt. Das hat einen wertvollen therapeutischen Effekt, wenn du eine beginnende Erkältung rasch wieder loswerden möchtest. Du trinkst einen heißen und scharfen Ingwertee, legst dich ins Bett und schwitzt den Erreger heraus. Der scharfe Geschmack bringt generell Bewegung in dein System. Es soll aber nur bewegt werden, wo auch genügend Substanz vorhanden ist. Deshalb kann es durchaus sinnvoll sein, den scharfen Geschmack bei inneren Blockaden und Spannungszuständen anzuwenden. Bei Blutmangel oder bei Trockenheit der Haut/Schleimhäute sind scharfe Lebensmittel zu vermeiden.

"Salzig zieht nach unten, ist aufweichend und leitet aus.“

Salzige Lebensmittel assoziiert man natürlich mit allem, was in Salz eingelegt oder mit Salz gewürzt wurde. Im weiteren Sinn zählen auch all jene Nahrungsmittel dazu, die aus dem Wasser kommen, so wie Fische und Algen. Einen gewissen Salzgehalt in deiner Nahrung wirst du als angenehm empfinden, weil sich in deinem Körper ebenfalls das lebenswichtige Natriumchlorid befindet. Deckt sich der Salzgehalt mit dem deines Blutes, spricht man von isotoner Flüssigkeit. Isotone Getränke sind besonders wichtig, wenn du viel geschwitzt oder bei Durchfällen Mineralstoffe verloren hast. Wenn du darüber hinaus Salz zu dir nimmst, kann das Körperflüssigkeiten im Darm bündeln und abführend wirken. Das bekannteste Beispiel ist Bittersalz, welches man anwendet, um harten Stuhl aufzuweichen und auszuleiten. Vorsicht, denn zuviel Salz kann dein Bindegewebe austrocknen und den Blutdruck heben.

Der saure Geschmack hat einen gegenteiligen Effekt. Stelle dir bitte vor, wie du in eine frische Zitronenspalte beißt. Was passiert in deinem Mund? Der saure Saft regt sofort deinen Speichelfluss an und befeuchtet deine Mundschleimhaut. Das lässt sich wunderbar therapeutisch nutzen, um deine Körperflüssigkeiten zu bewahren.

Wenn du leicht schwitzt oder flüssige Stühle hast, kann der saure Geschmack durch die adstringierende (zusammenziehende) Kraft das vermehrte Austreten von Flüssigkeiten verhindern. Sehr wirksam ist die Anwendung bei geschwächten und erschöpften Personen, aber auch in den Wechseljahren, um übermäßiges Schwitzen zu stoppen. Auch der Geist lässt sich durch „das Zusammenziehen" besser zentrieren und du kommst zur inneren Ruhe.

"Sauer ist adstringierend, bewahrend und verhindert das Austreten von Körperflüssigkeiten.“

Der bittere Geschmack ist für die Darmgesundheit ganz besonders wichtig. Eine gesunde Verdauung beginnt im Mund und endet im Enddarm, wo die unverdaulichen Nahrungsreste in Form von Stuhl wieder ausgeschieden werden. Die Verdauung beginnt also oben und endet unten. Somit ist nachvollziehbar, dass der bittere Geschmack die ideale Richtung vorgibt, weil er nach unten lenkt. Besonders bei „gegenläufigen“ Körperreaktionen wie Sodbrennen, Reflux oder Aufstoßen kann ein bitterer Salat oder Bitterschnaps Abhilfe verschaffen. Durch die nach unten lenkende Wirkung können die Verdauung und auch der Stuhlgang beschleunigt werden. Bittere Arzneien unterstützen zudem die Leber, um effektiv eine Entgiftung zu fördern. Vorsicht, denn der ausleitende Effekt kann die Körpersäfte austrocknen.

"Bitter leitet Energie nach unten, ist ausleitend, trocknend und entgiftend.“

Das Geheimnis einer ausgewogenen Speise liegt in der Vielfalt der Geschmäcker. In der Fünf-Elemente-Küche sollten die Gerichte jeweils alle fünf Geschmacksrichtungen enthalten. Auf diese Weise entfalten sie nicht nur die verschiedensten Aromen in perfekt abgestimmter Harmonie, sondern haben zudem eine ausgleichende und gesundheitsfördernde Funktion.

Anhand des hier angeführten Birnenkompotts kannst du sehen, wie einfach es ist, ein wunderbares Fünf-Elemente-Gericht zuzubereiten. Probiere es einfach aus und du wirst den geschmacklichen Unterschied erkennen!

FÜNF-ELEMENTE-BIRNENKOMPOTT

ZUTATEN

bestehend aus den fünf Geschmacksrichtungen

- **süß:** 2 Bio-Birnen
- **sauer und bitter:** ½ Bio-Zitrone (Saft und Schale)
- **scharf:** Kardamom
- **salzig:** Salz und Wasser

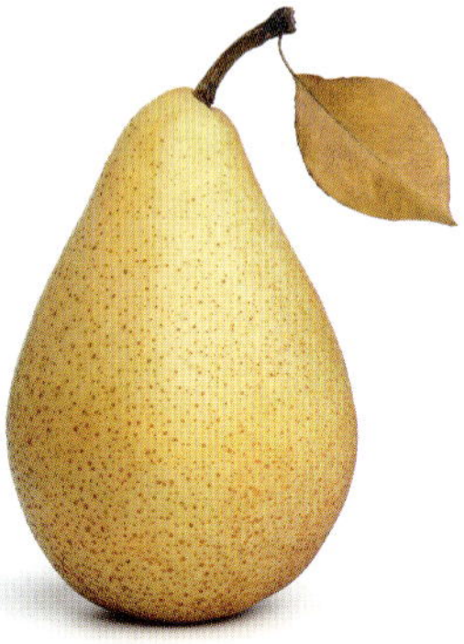

ZUBEREITUNG

Die Birnen waschen, in Spalten schneiden, die Kerne entfernen und in einen Topf geben. Den Abrieb und Saft einer halben Zitrone, einen halben Teelöffel Kardamom sowie eine kleine Prise Salz beifügen und mit einem halben Liter Wasser übergießen. Das Kompott zum Kochen bringen, vom Herd nehmen und zugedeckt weitere fünf Minuten ziehen lassen.

Ab Seite 103 findest du zahlreiche Fünf-Elemente-Rezepte, die deinen Darm bei der Erholung unterstützen und deiner Gesundheit dienen.

Was bedeutet die Thermik von Lebensmitteln?

Deine Nahrung dient der Energiegewinnung. Schätzungen zufolge werden 4/5 davon in Wärmeenergie umgewandelt. Dein Körper benötigt diese Wärme, um alle Körperfunktionen aufrechtzuerhalten. Jedes Lebensmittel hat unabhängig von der Zubereitungsart eine Thermik. Das spiegelt wider, wie gut die Thermogenese (Wärmeentwicklung) in deinen Zellen angeregt wird.

Die untenstehende Tabelle zeigt auf einem Blick, welche Nahrungsmittel viel Wärmeenergie erzeugen können und welche nicht. Heiße Lebensmittel wie Chili, Pfeffer und Knoblauch können sehr viel Wärme in deinem Körper produzieren. Schon Hildegard von Bingen wendete viele dieser Gewürze im Mittelalter medizinisch an, weil sie vor Kälte schützen und Erkältungen behandeln können. Südfrüchte, Joghurt und Tomaten bilden hingegen kaum Wärmeenergie in deinem Organismus. Im Gegenteil, sie wirken kühlend an heißen Sommertagen und sind heilsam bei Hitzesymptomen.

Nahrungsmittel mit extremer Thermik (heiß oder kalt) sollten deshalb nur in Maßen gegessen werden oder sich gegenseitig ausgleichen. Die Inder machen das sehr geschickt, indem sie zu einem scharfen Curry (heiß) ein Mango-Lassi aus Joghurt (kalt) genießen. Neutrale Lebensmittel wie Getreide, Gemüse, Hülsenfrüchte und Fleisch bilden den Hauptbestandteil deiner Nahrung. Hier kannst du therapeutisch gesehen nicht viel falsch machen. Alle anderen Komponenten, ob kühlend oder wärmend, sollten mit Bedacht oder eben ausgewogen gewählt und verwendet werden.

HEIß	WARM	NEUTRAL	ERFRISCHEND	KALT
gegrilltes Fleisch	Zwiebel	Getreide	Obst	Südfrüchte
Knoblauch	Frischer Ingwer	Kartoffeln	Blattsalat	Joghurt
Pfeffer	Gewürze	Kürbis	Frischkäse	Gurken
Chili	Nüsse	Fleisch	Sahne	Tomaten
Spirituosen	Kaffee	Butter	Weißwein	Bier
	Rotwein	Linsen, Bohnen		Mineralwasser

Die Kraft der Zubereitungsform

Jetzt wird es noch einmal spannend. Denn auch durch die Zubereitungsform kannst du auf die Wirkung deiner Nahrung Einfluss nehmen. Hier findest du einen Überblick, welche Vor- und Nachteile die verschiedenen Zubereitungsarten haben.

ZUBEREITUNGSART	VORTEILE	NACHTEILE
Rohkost (Lebensmittel im Rohzustand zu sich nehmen)	• Vertreibt Hitze und kühlt. • Kauen regt die Produktion von Speichel und Verdauungssäften und somit die Verdauung an. • Geringster Vitaminverlust	• Bei schwacher Verdauungsleistung oder Darmproblemen kann der Darm „überfordert“ werden. • Bei Getreide und vielen Gemüsesorten steigt die Bioverfügbarkeit durch Garen.
Eisgekühlte Speisen	• Vertreiben Hitze und kühlen rasch.	• Große Mengen oder regelmäßiger Konsum schwächen das Milz-Qi.
Würzen mit frischen Kräutern	• Regt die Verdauung an. • Hoher Vitamingehalt	• Kreuzreaktionen bei Allergikern möglich.
Fermentieren (= Haltbarmachen von Lebensmitteln, z.B. durch Einlegen in Salz/-lake & Gärungsprozess)	• Stoffwechsel-aktivierender Effekt • Unterstützt die Verdauung durch hohen Gehalt an Milchsäurebakterien (= natürliches Probiotikum).	• Hoher Histamingehalt • Bei Verdauungsstörungen blähender Effekt

ZUBEREITUNGSART	VORTEILE	NACHTEILE
Braten	• Vertreibt Kälte und wärmt.	• Hoher Fettgehalt, nur hocherhitzbare Fette verwenden (Kokosfett, Palmfett, warmgepresste Öle).
Scharfes Anbraten & Grillen	• Wärmt intensiv und steigert das Aroma.	• Gesundheitsschädlich, wenn Gargut schwarz wird bzw. zu viel Rauch entsteht.
Ablöschen mit Alkohol	• Verstärkt den wärmenden Effekt und bildet hervorragendes Aroma.	• Bei Garzeiten unter zwei Stunden verbleibt Restalkohol im Gericht, deshalb für Kinder, Schwangere und „trockene Alkoholiker" nicht geeignet.
Backen (im Backrohr)	• Wärmt und trocknet, vertreibt Kälte und Feuchtigkeit, Lebensmittel halten länger.	• Lange Garzeiten bei Temperaturen über 180 Grad reduziert Vitamingehalt.
Frittieren & Panieren	• Stark nährend	• Sehr hoher Fettgehalt. • Beim Erhitzen entstehen Transfette. • Erhöht Blutcholesterin
Verwendung scharfer Gewürze	• Vertreibt Kälte, wärmt von innen, regt Schwitzen an.	• Kann Hitzesymptome, Unruhezustände und Hauterkrankungen verstärken.

ZUBEREITUNGSART	VORTEILE	NACHTEILE
Dünsten & Dämpfen	• Schonenste und fettfreie Kochmethode. • Bewahrt Vitamine und den Eigengeschmack von Lebensmitteln. • Befeuchtender Effekt auf Haut und Schleimhäute.	• Keine Nachteile
Suppiges, saftiges Kochen (mit ausreichend Flüssigkeit das Lebens-mittel weich kochen)	• Wärmt und befeuchtet Haut und Schleimhäute. • Speisen werden länger haltbar und können gut aufgewärmt werden.	• Bei langen Garzeiten starker Vitaminverlust, Kochwasser sollte nicht verworfen werden.
Marinieren mit kalt-gepressten pflanzlichen Ölen	• Nährend • Hoher Vitamingehalt und Anteil an ungesättigten Fettsäuren. • Senkt Cholesterin • Sättigender Effekt, vermeidet Heißhunger.	• Auch pflanzliche Öle nicht in übertriebenen Mengen konsumieren.
Cremige, milchige Saucen	• Nährend • Befeuchtet Haut und Schleimhäute. • Sättigender und beruhigender Effekt.	• Kann Überflussmuster verstärken und Gewichtszunahme fördern. • Vorsicht bei Laktoseunverträglichkeit.

Das Geheimnis der fettfreien Zubereitung von Gerichten

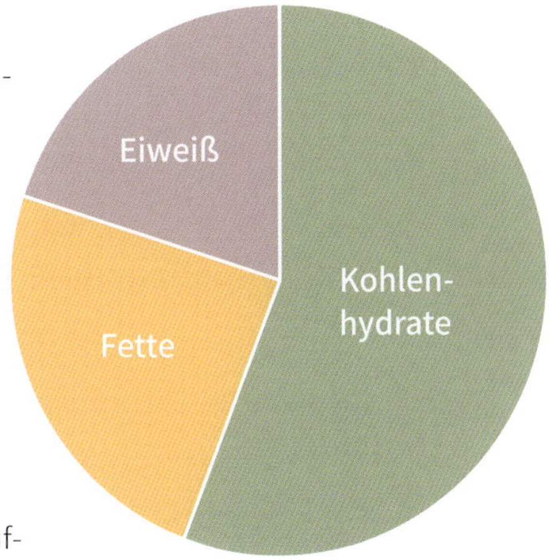

Bei der Darmgesundheitskur nach meiner Methode werden mehrere medizinische Aspekte berücksichtigt. Besonders hervorzuheben ist das fettfreie Kochen.

Um eine optimale Nährstoffversorgung zu gewährleisten, sollte knapp ein Drittel der Nahrung aus Fetten bestehen.

Umso bedeutsamer ist es, dass wir der Auswahl jener Fette, die wir zu uns nehmen, besondere Aufmerksamkeit schenken. Es empfiehlt sich, während des Fastens alle Gerichte ausschließlich fettfrei zuzubereiten. Die lebenswichtigen Fette werden erst im Nachhinein und nicht in erhitzter Form den Speisen hinzugefügt.

Der Grund für diese schonende Kochmethode liegt in der Vermeidung von Transfetten.

Transfette haben eine gesundheitsschädigende Wirkung. Sie sind mitverantwortlich für die Entstehung von erhöhten Cholesterinwerten und artherosklerotischen Plaques, die Herzinfarkte und Schlaganfälle verursachen können. Zudem lagern sich Transfette in die Zellmembranen ein und beeinträchtigen so die Elastizität der Gefäßwände.

"Fette sind Geschmacksträger, deshalb schmecken fette Speisen so gut.“

Transfette befinden sich vorwiegend in Milchprodukten, Fleisch und industriell verarbeiteten Nahrungsmitteln wie Margarine, Pommes frites, Kartoffelchips und Keksen. Leider werden beim Kochprozess, vor allem beim Braten und Frittieren – also immer beim längeren Erhitzen von pflanzlichen Ölen –, ebenfalls Transfette gebildet. Um die Transfettbelastung während der Entgiftungsphase bestmöglich zu verringern, wird während der Darmgesundheitskur auf das Braten und Kochen mit Fetten und Ölen vollkommen verzichtet. Für Personen mit erhöhten Cholesterinwerten und Herz-Kreislauf-Erkrankungen ist diese Zubereitungsart generell zu bevorzugen.

Mit den Rezepten ab Seite 105 erfährst du, wie einfach es ist, fettfrei zu kochen und erst nach dem Kochprozess ausgewählte Öle anzuwenden. Die Speisen büßen nichts an Geschmack ein und haben zudem einen entzündungshemmenden und gesundheitsfördernden Einfluss auf den Körper.

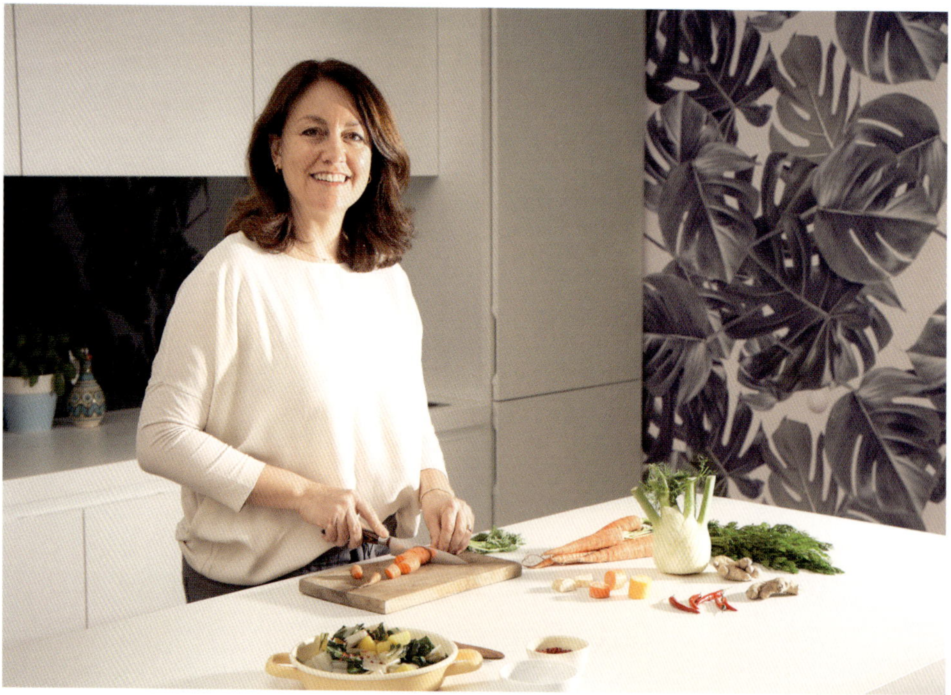

Warum Omega-3-Öle so wichtig für die Darmgesundheit sind

Omega-3-Öle sind essentielle Fettsäuren, die wir über die Nahrung zuführen müssen, um den Bedarf zu decken. Es gibt verschiedene Omega-3-Fettsäuren, aber nur zwei von ihnen – die Eicosapentaensäure (EPA) und Docosahexaensäure (DHA) – entfalten eine einzigartige entzündungshemmende Wirkung.

EPA und DHA werden aus Algen und fetthaltigen Fischen gewonnen. Sie sind in Form von Kapseln, aber auch als Öl erhältlich, welches wunderbar in deine Küche integriert werden kann.

Omega-3-Öle verringern das Risiko, eine Herz-Kreislauf-Erkrankung zu erleiden, verbessern den Fettstoffwechsel sowie Gehirnfunktion und Sehkraft. Neueste Studien konnten sogar belegen, dass damit das Mikrobiom und somit unsere Darmgesundheit positiv beeinflusst werden kann.

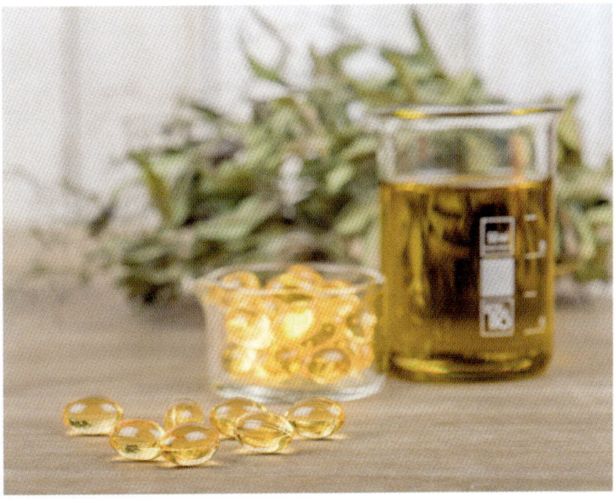

Ich setze Omega-3-Öle regelmäßig in der Behandlung des Leaky Gut ein, weil sie entzündungshemmend wirken und als Bausteine der Zellmembranen dazu beitragen, die „Lücken" im Darm wieder zu schließen.

Im Zuge meiner Ernährungsprogramme habe ich entdeckt, dass sich die fettfrei zubereiteten Gerichte meiner Darmgesundheitskur hervorragend mit Omega-3-Ölen verfeinern lassen. Im Besonderen gilt dies für das vegane Omega-3-Öl, welches aus Algen gewonnen wird. Es gibt den Speisen eine köstliche Geschmacksnote und kann bei täglicher Anwendung eine ungeahnte gesundheitsfördernde Wirkung entfalten, auch jenseits der Darmgesundheitskur.

So kann die Verdauung optimal funktionieren

Grundsätzlich kannst du davon ausgehen, dass deine Verdauung gut funktioniert, wenn sich keine Symptome oder Beschwerden bemerkbar machen. Bei einer gesunden Verdauung hast du täglichen und geformten Stuhlgang, keine Blähungen, keine Schmerzen, kein Übergewicht und kein Untergewicht.

Um deine Verdauung optimal zu unterstützen, ist eine ausgewogene und deinem Typ entsprechende Ernährung eine Grundvoraussetzung. Doch was ist die optimale Ernährung?

Zweifelsohne ist die Nährstoffzusammensetzung ein wesentlicher Bestandteil einer guten Ernährung. Wer kaum Obst und Gemüse isst, wird langfristig einen Vitamin- und Ballaststoffmangel erleiden. Aber auch wer sich ausschließlich vegan ernährt, kann mit der Zeit ein Defizit an Proteinen, Vitaminen und Mineralstoffen entwickeln. Menschen mit einseitigen oder speziellen Ernährungsformen sollten deshalb regelmäßig medizinische Messmethoden in Anspruch nehmen.

Manche fragen nach, welchem Stoffwechseltyp sie entsprechen. Eine Stoffwechseltypbestimmung verrät anhand einer genetischen Speichel- oder Stuhluntersuchung, ob man Eiweiß, Kohlenhydrate oder Fette besser verstoffwechseln kann. Die ideale Verstoffwechselung bedeutet, dass man ein Maximum an Energie und Nährstoffen aus der Nahrung bezieht, ohne dabei störende Stoffwechselendprodukte in Form von Schlacken anzuhäufen. Diese Berücksichtigung kann bei der Gewichtsregulierung einen positiven Effekt haben, wenn man schwer abnehmen oder zunehmen kann.

Meine Praxiserfahrung hat gezeigt, dass die meisten Menschen einem „Mischtypus“ entsprechen. Der Mischtyp sollte gemäß den ernährungswissenschaftlichen Empfehlungen im Verhältnis etwa 50 % Kohlenhydrate, 20 % Eiweiß und 30 % Fette zu sich nehmen. In absoluten Mengen sind das bei einer Frau mit 60 kg etwa 300 g Kohlenhydrate, 100 g Eiweiß und 60 g Fett am Tag.

Die Ernährungsempfehlungen variieren bei den unterschiedlichen Stoffwechseltypen nur minimal. So wird bei Kohlenhydrattypen empfohlen, den Kohlenhydratanteil von 50 % auf 60 % zu erhöhen. Eiweißtypen sollen hingegen im Verhältnis bis zu 30 % Proteine essen.

Ob du dich wohler fühlst, wenn du mehr Kohlenhydrate oder mehr Proteine zu dir nimmst, kannst du aber auch selbst herausfinden, indem du es für eine Woche ausprobierst. Als Richtwert kann dir helfen, wenn du daran zurückdenkst, wie du als Kind gegessen hast. Hast du lieber die Wurst oder den Käse stibitzt und dabei das Brot verschmäht? Oder hast du nur die Nudeln und Erdäpfel gegessen, hingegen das Fleisch am Teller übriggelassen?

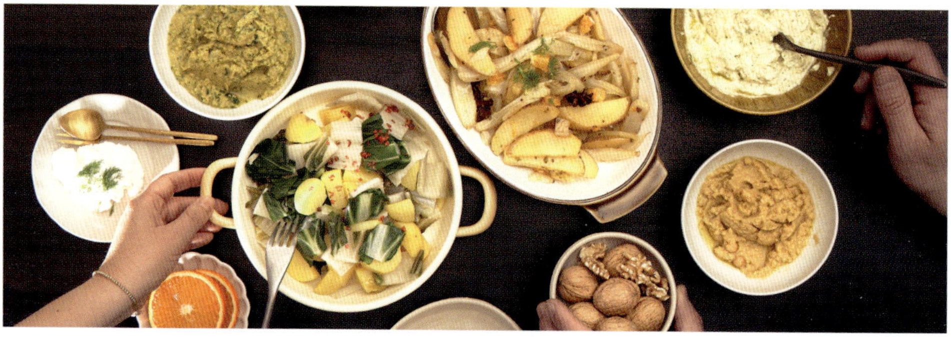

"Gesunde Kinder folgen intuitiv ihren körperlichen Bedürfnissen. Erwachsene folgen häufiger ihren konditionierten Verhaltensweisen und emotionalen Bedürfnissen.“

TCM & FXM

Um für dich selbst die optimale Ernährungsform zu finden, kannst du dich mit gutem Gewissen an traditionelle Ernährungsweisen anlehnen. Die Ernährungslehre der Traditionellen Chinesischen Medizin (TCM) beinhaltet alle wesentlichen Aspekte, wie Nahrung idealerweise ausgewählt, zubereitet und gegessen werden soll. Die wichtigsten Hinweise habe ich dir bereits ab Seite 32 zusammengefasst.

Der österreichische Arzt Franz Xaver Mayr (FXM) hat in seiner ärztlichen Praxis vor etwa 100 Jahren viele der traditionellen Empfehlungen übernommen. Er war überzeugt davon, dass zahlreiche gesundheitliche Störungen vom Darm ausgehen bzw. damit in Verbindung gebracht werden können. Dabei konnte er anhand seiner Bauchdiagnostik den Zusammenhang zwischen Darmgesundheit und Körperhaltung erklären. In der Zeit seines therapeutischen Wirkens konnten bereits Wohlstandserkrankungen wie Übergewicht und Stoffwechselstörungen mithilfe seiner Kuren erfolgreich behandelt werden – ganz ohne Medikamente.

Die Darmgesundheitskur nach meiner Methode beinhaltet das Beste aus beiden Ernährungssystemen und wird zudem noch durch wertvolle Erfahrungen und Erkenntnisse aus meiner Praxis ergänzt. Den Grundstein bilden die Ernährungsempfehlungen der TCM, welche mit der milden Ableitungsdiät von F.X. Mayr kombiniert werden. Diese spezielle Form des Basenfastens hat nicht nur einen medizinischen Hintergrund und einen nachweislich heilsamen Effekt, sondern hebt sich auch geschmacklich, in der Rezeptevielfalt, Menge und Kochmethode von anderen Diäten ab.

Die besten Tipps für deine Darmgesundheit

Die Menschheit hat es durch aufmerksame Beobachtung und zielgerichtete Anpassung geschafft, sich als Spezies zu erhalten und weiterzuentwickeln. Die Erdbevölkerung wächst daher rasant an. Dank der industriellen, wirtschaftlichen und medizinischen Entwicklungen hat sich allein in den letzten 150 Jahren die Lebenserwartung mehr als verdoppelt. Heute gibt uns die moderne Medizin das Gefühl von Sicherheit. Wir glauben, dass jedes Leid behoben und das Leben um noch einige Jahre verlängert werden kann. Aber unsere Heilungskompetenz hängt auch von Bedingungen ab, die bei all dem Fortschritt nicht übersehen werden sollten.

Wusstest du, dass unsere Körperfunktionen stark auf die mikroskopisch kleinsten Lebewesen in und auf uns – das Mikrobiom – angewiesen sind? Auch wenn wir uns für Individuen halten, sind wir „nur" ein Teil des großen Ganzen und sollten diese Tatsache besser nicht aus den Augen verlieren.

Um die geistige und körperliche Gesundheit zu bewahren, können wir (wenn wir es wollen) alle medizinischen Möglichkeiten ausschöpfen. Meine Zukunftsvision ist, dass in der öffentlichen medizinischen Versorgung altbewährte Methoden genauso Berücksichtigung finden wie neue Erkenntnisse. Das bedarf mitunter auch mehr Aufmerksamkeit und Zeit für die Patient:innen, eine regelmäßige Evaluierung der Behandlungsergebnisse und kollegiale Zusammenarbeit. Letztendlich sind es die Erfahrungen am eigenen Leib sowie die Behandlungsergebnisse der Patient:innen, die wertvolle Erkenntnisse bringen und zu medizinischen Erfolgen führen.

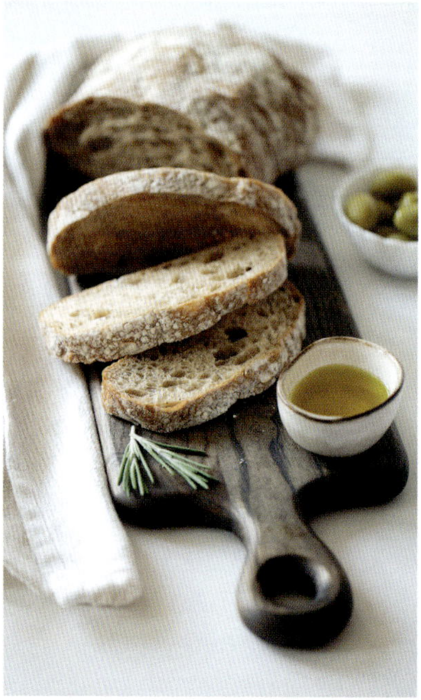

Eine meiner wichtigsten Erkenntnisse ist die simple Tatsache, dass wir in den häufigsten Fällen weniger brauchen, als wir denken. Allzu oft essen wir generell zu viel und setzen unseren Darm einer zu großen Vielfalt an Nahrung und Medikamenten aus. Zudem belasten wir den Verdauungstrakt durch eine permanente sympathikotone Reizung, bedingt durch geistige Überforderung (Stichwort ständige Erreichbarkeit, Internet, Social Media). Ein Leitsatz meiner Praxis lautet daher: „Weniger ist mehr!“

Hier findest du fünf weitere Grundregeln für deine Darmgesundheit:

1. **Die beste Qualität ist gerade mal gut genug für dich.**

   Nahrung findet sich in den westlichen Industrienationen im Überfluss. Die Supermärkte sind vollgefüllt mit Lebensmitteln und -erzeugnissen aus der ganzen Welt. Allerdings gibt es Unterschiede in Bezug auf Qualität und Preis, wenngleich dieses Verhältnis nicht immer nachvollziehbar oder gerechtfertigt ist. Dennoch sind in der Regel kommerziell hergestellte Lebensmittel billiger als Bio-Produkte, weil sie günstiger produziert werden können.

   Aber muss man Bio-Produkte kaufen, um sich gesund zu ernähren? Nun, Bio-Produkte folgen strengen Auflagen, um die menschliche Gesundheit bestmöglich zu schützen. Deshalb empfehle ich, nach Möglichkeit zu Bio-Qualität zu greifen, wobei Regionalität und Saisonalität einem Bio-Produkt, das den halben Planeten umreist hat, vorzuziehen sind. Weil grundsätzlich gilt: Je kürzer die Lieferwege und frischer die Nahrungsmittel sind, desto mehr Vitamine enthalten sie.

   Was den Preis anbelangt, gebe ich zu bedenken, dass es in unserem Konsumverhalten ein paradoxes Muster gibt. Menschen haben bei Investitionen in materiellen Belangen weniger Hemmungen, hohe Geldbeträge auszugeben, als bei den täglichen Lebensmitteln, die den eigenen Körper nähren und formen. Beim Autokauf sprechen wir von Euro-Beträgen im vier- bis fünfstelligen Bereich. Bei Nahrungsmitteln hingegen wird bereits im Centbereich abgewogen, welche Ware im Einkaufskorb und letztendlich in unserer Körperzelle landet.

2. **Esse nicht mehr als in deine – zu einer Schale geformten – Hände passt.**

   Wie bereits erwähnt, ist es erforderlich, den Magen in Bezug auf die Menge nicht zu überfordern. Der Magen ist vergleichbar mit einem dehnbaren Muskelsack. Wenn er daran gewohnt ist, große Mengen zu verdauen, wird er immer größer. Jedoch verbessert das nicht seine Verdauungskraft. Im Gegenteil, denn die Muskelfasern können nicht mehr ausreichend ineinandergreifen, das Bindegewebe wird schlaff, der Magen und die Peristaltik werden träge.

Viele denken, der Magen ist erst dann voll, wenn das Sättigungsgefühl eingetreten ist. An dieser Stelle ist es wichtig zu erwähnen, dass sich die Sättigung erst mit einer Verzögerung von 10 bis 15 Minuten bemerkbar macht, nachdem eine Mahlzeit beendet wurde. Wenn du also schnell und viel isst, kann deine gesunde Körperwahrnehmung getäuscht werden.

Deshalb wird empfohlen, pro Mahlzeit nicht mehr zu essen als in die zu einer Schale geformten Hände passt. Wenn du große Hände hast, darfst du etwas mehr essen, aber wenn du kleine Hände hast, solltest du entsprechend weniger essen.

Die meisten Menschen in der westlichen Welt essen wesentlich mehr, als diese Empfehlung vorsieht. Daraus resultiert eine chronische Überlastung des gesamten Verdauungstrakts mit den bereits erwähnten Folgen.

3. **Gut gekaut ist halb verdaut.**

Das Kauen hat die Aufgabe, die Speisen mit den Zähnen zu zermahlen. Zusätzlich werden durch den Kauprozess die Speicheldrüsen angeregt, welche den Speichel bereitstellen. Der Speichel hat nicht nur die Aufgabe, den Speisebrei zu verflüssigen, sondern beginnt mit den in ihm enthaltenen Verdauungsenzymen bereits im Mund mit dem Zersetzen und Verstoffwechseln von Speisen.

Kaum jemandem ist die große Bedeutung des Kauens bewusst. Wer nicht ausreichend kaut, verlangt seinem Magen-Darm-Trakt sehr viel ab, denn der muss dann weitgehend den Arbeitsprozess des Kauapparates ersetzen. Da die meisten Menschen nicht wissen, wie lange sie idealerweise kauen sollen, empfehle ich anfangs das Mitzählen.

Jeder Bissen sollte 30-mal gekaut werden! Erst dann befindet sich ein flüssiger Speisebrei in der Mundhöhle, der ausreichend mit Speichel und Verdauungsenzymen benetzt wurde und die Körpertemperatur angenommen hat. So kann der Bissen besser für die Verdauung vorbereitet und geschluckt werden.

Diese bewusste Art zu essen gewährleistet, dass du nicht zu schnell und auch nicht zu viel isst. Deine Verdauung wird durch aktives Zutun bestmöglich unterstützt, sodass wenig Stoffwechselendprodukte anfallen und die optimale Nährstoffversorgung erfolgen kann.

4. Beschränke dich auf Mahlzeiten und halte Essenspausen ein

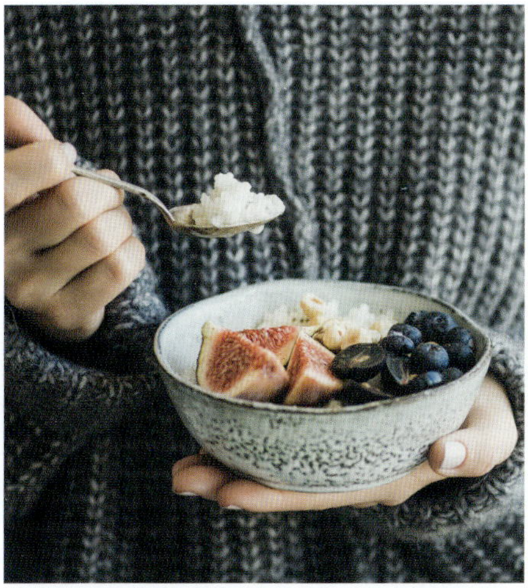

Die Aussage „Frühstücken wie ein Kaiser, Mittagessen wie ein Edelmann und Abendessen wie ein Bettelmann“ findet ihren Ursprung in den traditionellen Ernährungsweisheiten und beinhaltet gleich mehrere Aspekte, die in die moderne Ernährung einfließen können.

Einerseits deutet der Satz darauf hin, dass geregelte Mahlzeiten empfohlen sind. Es hat einen durchaus positiven Effekt, wenn dem Essensvorgang eine gewisse Aufmerksamkeit geschenkt wird und möglichst keine Tätigkeiten nebenbei erfolgen. Wenn du nur „schnell mal“ im Gehen oder Stehen etwas isst oder während des Essens am Smartphone weiterarbeitest, bleibt der Fokus im Arbeitsmodus. Es sollte auch vermieden werden, unangenehme Gefühle beim Essen zu entwickeln, das heißt Geschäftsessen oder gar Streitgespräche während einer Mahlzeit sind äußerst ungünstig für deine Verdauung. Grund dafür ist das vegetative Nervensystem, welches bei negativen Empfindungen und Stress den Verdauungsvorgang ruhend stellt.

Empfehlenswert ist es, die Mahlzeiten alleine oder in angenehmer Gesellschaft und vor allem in Ruhe zu genießen. Konzentriere dich beim Essen auf deine Sinne – du isst auch mit deinen Augen und deinem Geruchssinn. Nimm dir ausreichend Zeit, indem du den nächsten Bissen erst dann zum Mund führst, nachdem du ausreichend gekaut und bereits geschluckt hast.

Der Spruch deutet außerdem darauf hin, dass du morgens und mittags größere Mahlzeiten zu dir nehmen kannst als am Abend. Die Organuhr der TCM bzw. die heutigen Erkenntnisse aus der Chronobiologie liefern dafür die Erklärung. Der Verdauungstrakt hat seine höchste Aktivität in den Morgenstunden. In dieser Zeit ist der Energielevel hoch und die „Verdauungsarbeit" funktioniert besser, Nährstoffe können optimal aufgenommen werden. In den Abendstunden hingehen, genauer gesagt ab circa 19 Uhr, stellt der Verdauungstrakt auf den Ruhemodus um. Der Stoffwechsel geht mit der Leistung zurück und der Magen braucht länger, bis er sich entleert. Deshalb solltest du am Abend jedenfalls auf Rohkost in Form von Salat oder rohem Obst und Gemüse verzichten. Rohkost ist generell schwerer verdaulich als gekochte Lebensmittel und kann bei schwacher Verdauungsleistung zu Gärungs- und Fäulnisprozessen führen, was Blähungen und andere Verdauungsbeschwerden verursachen kann (siehe Seite 39 ff.). Viele Patienten:innen geben bereits dankbar positive Rückmeldungen, dass ihre Verdauungsbeschwerden verschwunden sind, nur weil sie abends auf eine warme Mahlzeit umgestiegen sind.

Wenn dein Körper am Abend keine Energie mehr verbraucht, solltest du ihm auch deutlich weniger zuführen. Deshalb können auch Brotmahlzeiten einen negativen Effekt am Abend auslösen. Kohlenhydrate in Form von Brot, Reis, Nudeln etc. enthalten viel Zucker und kurbeln die Insulinausschüttung an. Das startet einerseits die Energieaufbereitung, welche in den Abendstunden nicht mehr erforderlich ist, und hemmt zugleich den Fettabbau. Möchtest du abnehmen oder Übergewicht vermeiden, solltest du beim Abendessen auf Kohlenhydrate verzichten.

Üppige Abendmahlzeiten haben generell sehr oft zur Folge, dass der Magen noch gefüllt ist, wenn du ins Bett gehst. Solange sich Nahrung im Magen befindet, wird die Magensäure versuchen, den Speisebrei zu zersetzen. Dieser Säureüberschuss sowie die Füllung des Magens können so zu Sodbrennen und unruhigem Schlaf führen. Wesentlich wohler fühlt man sich hingegen, wenn die letzte Mahlzeit vor 19 Uhr stattgefunden hat und der Verdauungsvorgang beim Schlafengehen bereits abgeschlossen ist.

Schaffst du es, auf die Abendmahlzeit ganz zu verzichten und ein essensfreies Intervall von 16 Stunden einzuhalten, kommt zusätzlich der gesundheitsfördernde Effekt der Autophagie hinzu. Bei der Autophagie kommt es zu einer Selbstverdauung des „Zellmülls", das entfernt störende Stoffwechselendprodukte und fördert die Selbstheilungskräfte.

Generell sind Essenspausen von drei bis vier Stunden zwischen den Mahlzeiten sehr wichtig, um dem Verdauungstrakt die erforderlichen Erholungsphasen zu gönnen. Ein typisches Beispiel für eine Überforderung aufgrund unserer modernen Ernährungsweise ist die bedrohliche Zunahme an Insulinresistenzen und Typ-2-Diabetes. Insulin ist ein Hormon, das in der Bauchspeicheldrüse gebildet wird und dazu dient, nach einer Mahlzeit den Zucker (= Energie) in die Zelle zu schleusen und den Blutzuckerspiegel wieder zu senken. Wenn du immer wieder etwas Schokolade, süße Getränke oder andere kleine Snacks zwischen den Mahlzeiten zu dir nimmst, schüttet die Bauchspeicheldrüse fast pausenlos Insulin aus. Dein Körper benötigt immer mehr Insulin, um den Zucker in die Zelle zu bringen, weil sie irgendwann nicht mehr adäquat auf das verfügbare Insulin reagiert – der Körper bildet eine Widerstandsfähigkeit gegen Insulin. Neben genetischen Vorbelastungen, Bewegungsmangel und Stress können häufige Zwischenmahlzeiten die Entstehung des Typ-2-Diabetes fördern.

Das Einhalten von geregelten Mahlzeiten und Essenspausen kann auf ganz einfache Weise deine Gesundheit fördern. Der richtige Essensrhythmus führt dazu, dass du dich tagsüber fitter fühlst und nachts gut schlafen kannst.

5. Trinke ausreichend, aber zwischen den Mahlzeiten

Ein erwachsener Mensch besteht zu etwa 70 % aus Flüssigkeiten und benötigt diese, um die Zell- und Organfunktionen aufrechtzuerhalten. Die empfohlene

Trinkmenge liegt bei zwei bis drei Liter am Tag. Bei hohen Außentemperaturen, aber auch bei Fieber, vermehrtem Schwitzen, körperlicher Aktivität oder nach Durchfällen hast du einen höheren Bedarf an Wasser. Zu den Getränken, die du zu dir nimmst, können die Flüssigkeiten deiner Nahrungsmittel (Obst, Gemüse, Milchprodukte etc.) und gekochten Speisen (Suppen und Eintöpfe) eingerechnet werden.

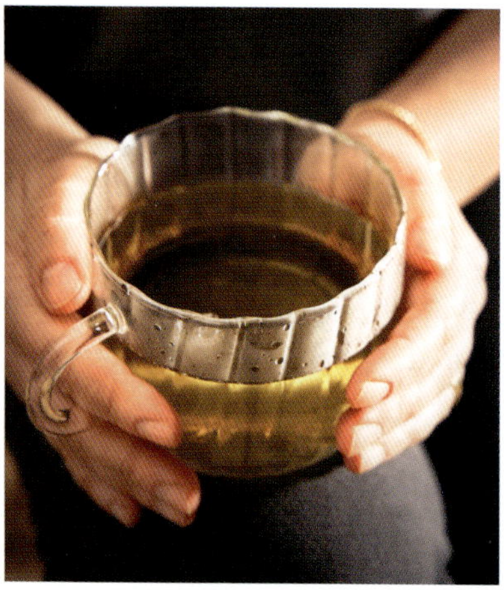

Warme Getränke sind für den Verdauungstrakt grundsätzlich bekömmlicher. Kaltes Wasser und eisgekühlte Drinks müssen im Körperinneren erst auf Körpertemperatur erwärmt werden. Deshalb verbrauchst du beim Trinken kalter Getränke mehr Energie, die an anderer Stelle fehlen könnte. Glücklicherweise greifen die meisten Menschen mit Kälteempfinden, schwacher Verdauungsleistung oder Energielosigkeit intuitiv zu warmen Getränken.

Versuche den Großteil deiner Trinkmenge bis Mittag zu trinken. Wenn du zu spät trinkst oder erst am Abend versuchst, deine Trinkmenge nachzuholen, kann das dein Herz-Kreislauf-System belasten und den Schlaf durch nächtlichen Harndrang stören.

Idealerweise solltest du deine Getränke zwischen den Mahlzeiten trinken. Wenn du größere Flüssigkeitsmengen zur Mahlzeit einnimmst, füllt und dehnt das deinen Magen und schränkt die Bewegungsfreiheit der Magenperistaltik ein. Zudem werden deine Magensäfte verdünnt, die du für die Verdauung deiner Speisen benötigst. Es entsteht ein Verdünnungseffekt, der deine Verdauungskraft deutlich abschwächen kann.

Die Darmgesundheitskur

Du hast nun viel über deinen Darm erfahren und kannst es vermutlich kaum erwarten, deine neuen Erkenntnisse zur Anwendung zu bringen. Mit Hilfe der von mir entwickelten und hier vorgestellten Darmgesundheitskur hast du die Möglichkeit, dein Wohlbefinden und deine Gesundheit auf einfache Weise unmittelbar zu fördern. Bist du bereit, deine eigenen Erfahrungen zu machen?

Diese Darmgesundheitskur ermöglicht dir, mit einer Schritt-für-Schritt-Anleitung einen positiven Einfluss auf deine Darmgesundheit zu nehmen. Du benötigst dafür weder eine therapeutische Begleitung noch eine Urlaubswoche. Du kannst diese Kur jederzeit in deinen Alltag integrieren, sie alleine durchführen oder gemeinsam mit deiner Familie machen.

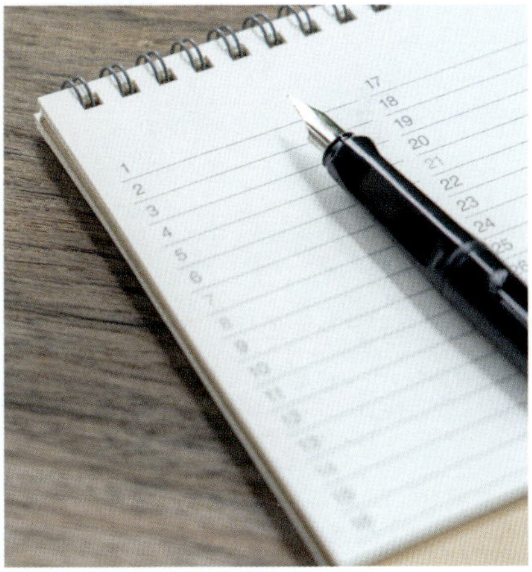

Bevor du startest, nimm bitte deinen Kalender zur Hand. Hast du in den kommenden sieben Tagen eine Essenseinladung oder eine Feierlichkeit vorgemerkt? Steht eine schwierige Arbeitswoche bevor oder wirst du verreisen? Dann wähle bitte eine andere Woche!

Du solltest in den Tagen dieser Darmgesundheitskur möglichst keine Abendveranstaltung und keine Essensverpflichtung haben. Entscheide dich bitte für eine Woche, wo du etwas mehr Aufmerksamkeit auf dich lenken kannst und geregelte Mahlzeiten möglich sind. Wenn du den richtigen Zeitpunkt gewählt hast und bereit bist, führe ich dich in diesem Kapitel durch die siebentägige Darmgesundheitskur. Du kannst dich selbst davon überzeugen, wie einfach es ist, in die Wohlfühlzone zurückzugelangen.

Wer profitiert davon?

Die Darmgesundheitskur ist für jede/n geeignet, der/die seine Gesundheit fördern möchte.

Die Traditionelle Chinesische Medizin empfiehlt, viermal im Jahr für 18 Tage eine Fastenkur zu machen, jeweils zum Wechsel der Jahreszeiten, denn in diesen Phasen kommt es zur Veränderung der Außentemperaturen und Klimaverhältnisse. Eine innere Reinigung erhöht dabei die Anpassungsfähigkeit von Körper und Geist auf die neuen äußeren Bedingungen und das stärkt das Immunsystem. Angelehnt an die Fastenperioden nach TCM habe ich diese Darmgesundheitskur entwickelt.

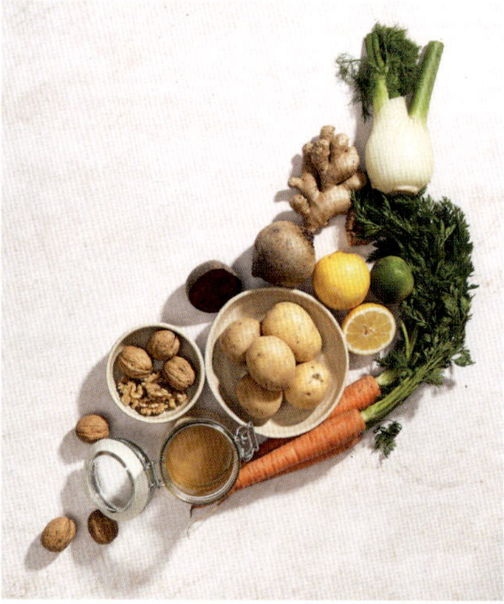

Meine Praxiserfahrung hat gezeigt, dass für gesunde Menschen eine siebentägige Darmgesundheitskur für diese Zwecke völlig ausreichend ist. Zudem empfehle ich diese Form der Darmentlastung gerne auch für die Zeit nach einem Urlaub oder direkt nach mehrtägigen Feiertagen (Weihnachten, Ostern etc.), wo vermehrt genussvoll gegessen und getrunken wurde. Du kannst die Kur aber prinzipiell immer dann anwenden, wenn dein Körper nach Entlastung, Entgiftung und innerer Reinigung schreit!

Sollten dich unklare Verdauungsbeschwerden plagen, sollte der Verdacht auf Nahrungsmittelunverträglichkeiten bestehen oder eine chronische Erkrankung vorliegen, ist die siebentägige Darmgesundheitskur ein erster Schritt zu einem guten Körpergefühl. Auf diesem Weg kannst du deine Körperwahrnehmung schulen, die Rituale für eine nachhaltige Darmgesundheit kennenlernen und rasch eine Veränderung in deiner Körpermitte erfahren.

Um allerdings einen erkrankten Darm nachhaltig zu heilen, sind eine Verlängerung der Darmgesundheitskur und ein stufenweiser Kostaufbau erforderlich. In komplizierten Fällen kann die verlängerte Form der Kur auch über zwei Monate oder länger durchgeführt werden. Sinn und Zweck der verlängerten Darmgesundheitskur bestehen darin, den Darm zuerst mit der Basiskost der hier beschriebenen siebentägigen Darmgesundheitskur vollständig zu entlasten. So erfolgt ein „Reset" im Darm. Danach werden mit Hilfe des gezielten Kostaufbaus wieder schrittweise Lebensmittel in den Speiseplan aufgenommen. Wie genau der Kostaufbau erfolgt, erfährst du in der umfassenden Darmgesundheitskur, die online über die Webseite www.dr-knauer.at verfügbar ist.

Die einzelnen Aufbauschritte können beliebig verlängert werden. Auf diese Weise kannst du sehr gut erkennen, welche Nahrungsmittel zu Beschwerden führen und welche nicht. Bei Hinweisen auf Unverträglichkeiten oder wenn die gewünschte Verbesserung des Allgemeinzustandes nicht eintritt, solltest du unbedingt ärztliche Unterstützung in Anspruch nehmen.

Meine Darmgesundheitskur ist für dich geeignet, wenn du …

- unklare Verdauungsbeschwerden lindern möchtest,
- Nahrungsmittelunverträglichkeiten erkennen und behandeln möchtest,
- an Sodbrennen, Gastritis, wiederkehrenden Pilzinfektionen, Reizdarmsyndrom oder Leaky Gut erkrankt bist,
- nach durchgemachter Erkrankung oder Antibiotikaeinnahme entgiften möchtest,
- nach Festtagen, Urlaub etc. deinen Darm entlasten möchtest,
- abnehmen und den Bauchumfang reduzieren willst.

Gibt es einen Grund, warum du diese Darmgesundheitskur nicht machen darfst?

Die siebentägige Darmgesundheitskur kann uneingeschränkt durchgeführt werden. Auch gesunde Schwangere und Kinder können bei dieser Kur mitmachen, weil die Nahrungszusammensetzung inklusive der Omega-3-Öle einer vollwertigen Kost entspricht. Kinder und schwangere Frauen sollten allerdings auf die stuhlabführenden Maßnahmen und empfohlenen Nahrungsergänzungsmittel verzichten. Nur nach ärztlicher Absprache dürfen ergänzend einzelne Mikronährstoffe wie Magnesium oder Vitamin D eingenommen werden.

Bei Menschen mit Insulinresistenz oder Diabetes ist auf eine ausreichende Proteinzufuhr zu achten, damit es zu keiner Unterzuckerung während der Entlastungstage kommt. Hierzu können die vorgeschlagenen Eiweißquellen wie Frischmilchprodukte oder Hülsenfrüchte in größeren Portionen gegessen werden.

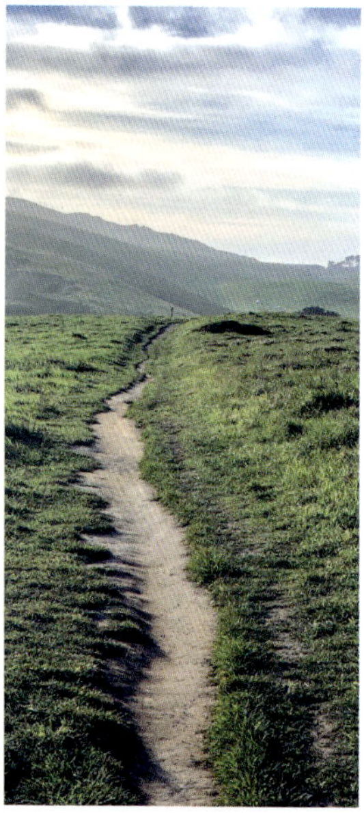

Dasselbe gilt für all jene, die sportlich sehr aktiv sind. Du kannst und sollst sogar während der Darmgesundheitskur täglich Bewegung in Form von Spaziergängen, Wanderungen, Schwimmen, Gymnastik, Krafttraining etc. machen, weil es sonst zu einer Verminderung der Muskelmasse kommen kann. Ich empfehle dir aber, während der Entlastungsphase das Trainingspensum etwas zu reduzieren, den Körper während der inneren Reinigung nicht ans Limit zu führen und dir die nötige Ruhe zu gönnen.

Im Rahmen der Darmgesundheitskur können sich Entgiftungserscheinungen wie Müdigkeit, Abgeschlagenheit, Kopfschmerzen, Muskelschmerzen und Muskelkrämpfe bemerkbar machen, die in der Regel nach zwei bis fünf Tagen wieder verschwinden. Falls dies bei dir der Fall ist, war die Entscheidung, die Kur zu machen, goldrichtig! Denn Beschwerden während der Darmgesundheitskur sind der beste Beweis dafür, dass sich dein Körper bereits in Schieflage bzw. am Rand des Hutdaches befunden hat (siehe Seite 55 ff.).

Je öfter du diese Darmgesundheitskur anwendest, desto seltener kommt es zu Entgiftungserscheinungen. Wenn dein Darm gesund ist und du im Alltag keine schwerwiegenden Ernährungsfehler machst, wirst du während der Darmgesundheitskur keinerlei Beschwerden oder Beeinträchtigungen haben.

Mit einer guten Vorbereitung hast du bereits die Hälfte des Weges geschafft

Nimm dir vor dem geplanten Start ausreichend Zeit, um dich auf die Darmgesundheitskur vorzubereiten. Einerseits brauchst du diese Tage, um die nötigen Utensilien, die empfohlenen Nahrungsergänzungsmittel und die ersten Lebensmittel zu besorgen. Zum anderen empfehle ich dir, bereits zwei Tage zuvor auf Kaffee zu verzichten. Da der Kaffeeentzug bei starken Kaffeetrinkern kurzfristig Kopfschmerzen verursachen kann, ist es leichter für dich, wenn du diesen Prozess vor der Ernährungsumstellung durchmachst.

Warum soll während des Fastens auf Kaffee verzichtet werden? Die Darmgesundheitskur hilft dir im Besonderen, dich von den sogenannten Schlacken zu befreien. Kaffee führt zur Übersäuerung, kann die Magen-Darm-Schleimhaut reizen und wichtige Entgiftungsvorgänge in der Leber beeinträchtigen. Da du während des Fastens mit abführenden Maßnahmen deine Verdauung regulieren wirst, sollte dein Körper nur mit passenden Getränken unterstützt werden. Kaffee und Bittersalz vertragen sich nicht und sollten niemals gemeinsam eingenommen werden! Das Bittersalz löst die oberflächliche Schleimhautschicht. Koffein und Teein reizen die somit sensibilisierte Darmoberfläche.

Um deinen Magen-Darm-Trakt zu schonen, wirst du während der Darmgesundheitskur keine Rohkost essen, denn gegarte Speisen sind grundsätzlich besser verträglich.

Während der Kur empfehle ich dir, bis zu drei Liter am Tag zu trinken. Bitte erinnere dich daran, dass du etwa 2/3 der Trinkmenge bereits bis Mittag getrunken haben solltest. Am besten ist es, wenn du warmes Wasser oder ungesüßte Kräutertees trinkst.

Damit sich bei der Darmgesundheitskur eine reinigende Wirkung entfalten kann, verzichtest du während der Kur auf folgende Lebensmittel:

- Kaffee, schwarzer und grüner Tee, Früchtetee,
- Fleisch,
- Eier,
- Alkohol,
- gesüßte und kohlensäurehaltige Getränke, Fruchtsäfte,
- Zucker, Süßigkeiten, Süßspeisen jeder Art,
- süßes Obst, Honig,
- blähende Lebensmittel (z.B. Kohl, Kraut, Bohnen),
- Zwiebeln, Knoblauch,
- Frittiertes, Gebackenes, erhitzte Fette,
- Speisen mit künstlichen Aromen, Konservierungsstoffen und Geschmacksverstärkern,
- Fertigprodukte.

Somit ernährst du dich in diesen Tagen vegetarisch mit basischen und histaminarmen Fünf-Elemente-Gerichten, die rasch und einfach zubereitet werden. Danach kannst du langsam mit dem Kostaufbau beginnen und feststellen, ob sich Beschwerden zeigen, die du mit bestimmten Lebensmitteln in Verbindung bringen kannst.

An dieser Stelle möchte ich noch einmal darauf hinweisen, dass du vorab nicht wissen musst, ob und welche Unverträglichkeiten du hast. In der Regel verschwinden sämtliche Verdauungsprobleme während der Kur und du erkennst im Rahmen der Aufbaukost, durch welche Umstände und Lebensmittel wieder Symptome auftauchen. Mit dieser wertvollen Information kannst du weiterführende Maßnahmen treffen und gegebenenfalls ärztliche Unterstützung einholen.

Wenn du unklare Beschwerden hast, die auch während der Darmgesundheitskur nicht besser werden, können Laktose, Gluten oder Histamin dafür verantwortlich sein. Bei Verdacht rate ich dir, folgendermaßen vorzugehen:

- Bei Verdacht auf Laktoseintoleranz empfehle ich dir, ausschließlich laktosefreie Produkte zu konsumieren.
- Bei Glutensensitivität kannst du glutenfreie Getreidesorten wählen.
- Sollte während der Kur der Verzehr von Hülsenfrüchten und Nüssen zu Blähungen oder Bauchschmerzen, Kopfschmerzen, Hautausschlägen oder Herzrasen führen, könnte das ein Hinweis auf eine Histaminunverträglichkeit sein. Alternativ kannst du statt der Hülsenfrüchte (z.B. Hummus) einen Frischkäse essen und statt zu Nüssen (z.B. Walnüsse, Haselnüsse) zu Mandeln, Sonnenblumenkernen, Cashewkernen, Kürbiskernen und Pinienkernen greifen.

Wenn du eine vegane Ernährungsweise bevorzugst und tierische Produkte (inklusive Frischmilchprodukte und Käse) meiden möchtest, kannst du vegane Proteinquellen aus Kichererbsen, Linsen, Kokos, Pilzen, Nüssen oder Samen wählen.

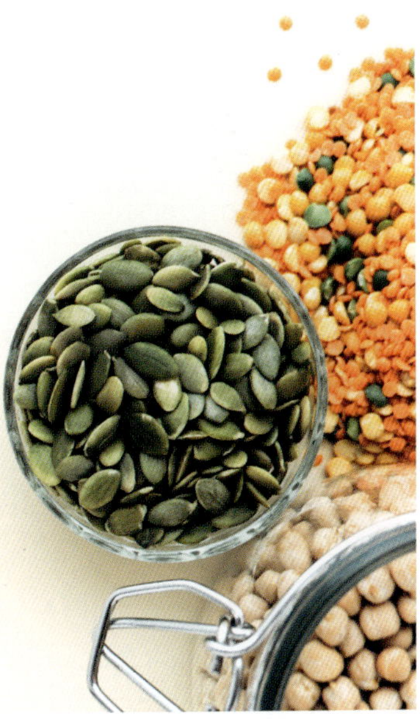

Vorsicht: Schwierig ist es, wenn du bei einer veganen Ernährungsform zeitgleich an einer Histaminunverträglichkeit leidest, denn die pflanzlichen Proteinquellen können häufig Histaminreaktionen hervorrufen. Da aber ein Fünftel deiner Ernährung aus Proteinen bestehen sollte, empfehle ich in solchen Fällen, vorübergehend Frischmilchprodukte (Frischkäse,

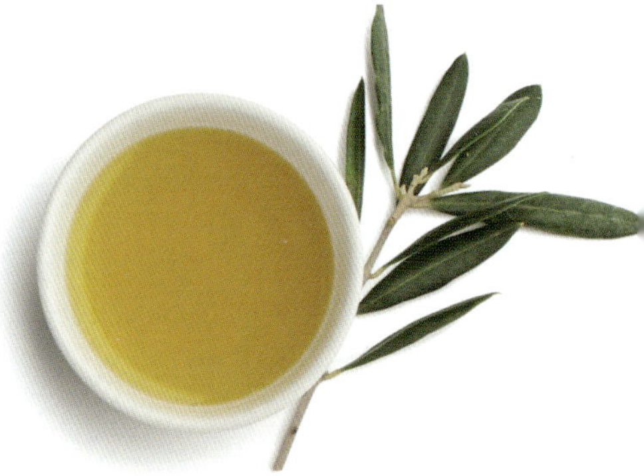

Sauerrahm etc.) als Eiweißquelle zu nutzen, bis die Ursache der Histaminintoleranz gefunden und erfolgreich behoben werden konnte.

Zur Erinnerung weise ich noch einmal auf die besondere Kochmethode während der Darmgesundheitskur hin. Alle warmen Gerichte werden fettfrei zubereitet. Die lebenswichtige Versorgung von Fetten erfolgt über die empfohlenen Milchprodukte, Nüsse, die Omega-3-Öle und die wertvollen kaltgepressten Pflanzenöle, die den Speisen erst nach dem Garen in nicht erhitzter Form beigefügt werden.

Bist du bereit? Dann legen wir los!

Übersicht zur siebentägigen Darmgesundheitskur

Tag 1: Start der Kaffeeauszeit und Einnahme von Bittersalz; Brot besorgen oder backen

Tag 2: Basensuppe kochen

Tag 3: erster Entlastungstag, Start der Rituale und Zufuhr der übrigen Nahrungsergänzungsmittel

Tag 4: zweiter Entlastungstag

Tag 5: dritter Entlastungstag

Tag 6: vierter Entlastungstag

Tag 7: fünfter Entlastungstag

Es hat sich bewährt, die Vorbereitungstage (Tag 1 und 2) auf das Wochenende zu legen. So lässt sich mit dem Kaffeeentzug und den beginnenden abführenden Maßnahmen (Bittersalz) eine gute Grundlage für die bevorstehenden körperlichen Veränderungen schaffen. Es empfiehlt sich, mit den Entlastungstagen, den Ritualen und Nahrungsergänzungsmitteln am Montag mit Beginn der Arbeitswoche zu starten. So wird ein entsprechender Rhythmus etabliert sowie die Motivation und Disziplin gestärkt. Du kannst aber auch an jedem beliebigen Wochentag beginnen, wenn es besser in deinen Lebensrhythmus passt.

Deine Einkaufsliste für die Vorbereitung

Utensilien, die du zu Hause haben solltest

- Körperwaage,
- Körperbürste,
- Körpermaßband,
- Wärmflasche,
- Thermoskanne und Thermobehältnis für Speisen, falls du viel unterwegs bist,
- evtl. Blaulichtfilterbrille.

Lebensmittelhandel

- **Fastenbrot:** Du kannst das Brot selbst backen oder ein hochwertiges, fein gemahlenes Vollkornbrot mit Gewürzen (z.B. Sauerteigroggenbrot) beim Bäcker besorgen. Bei Glutensensitivität gibt es Brot aus glutenfreien Getreidesorten wie beispielsweise Buchweizen. Rezeptvorschläge findest du unter den Grundrezepten. Achte bitte darauf, dass das Brot zum Fastenstart bereits zwei Tage alt ist, damit du lange daran kauen kannst.
- **Basensuppe:** Bereite dir am Tag vor dem Fastenstart deine Basensuppe vor. Diese bekömmliche Suppe dient dir während der gesamten Zeit als Kochbasis für deine Speisen, weil du alle Gerichte fettfrei zubereiten wirst. Außerdem kannst du zwischen den Mahlzeiten schluckweise Basensuppe trinken, falls der Hunger sehr groß ist.

Gemüse für die Basensuppe: 500–700 g Karotten, gelbe Rüben, Petersilienwurzel, Knollensellerie, mehlige Erdäpfel

Folgende Gewürze passen gut in die Suppe: Lorbeerblatt, Wacholderbeeren, Kardamomkapsel, Gewürznelken, Liebstöckel, Petersilie, Salz.

Darüber hinaus kannst du gerne andere Kräuter, Gewürze und Salz verwenden. Bedenke dabei, dass sie mit Hilfe von Geschmack und Thermik jeweils eine bestimmte Wirkung im Körper entfalten. Es gibt einschlägige Literatur und Weiterbildungsmöglichkeiten, wenn du mehr über die Wirkung der Gewürze erfahren möchtest. Aber ich lade dich hier dazu ein, vorerst deine eigene Wahrnehmungsfähigkeit zu schulen, indem du dich auf die „Geschmackswelt jenseits von Salz und Pfeffer" einlässt und beobachtest, was dabei in deinem Körper geschieht.

Reformhaus

Kräuterteemischungen nach Belieben. Diese Tees eignen sich sehr gut zum Fasten und Entlasten:

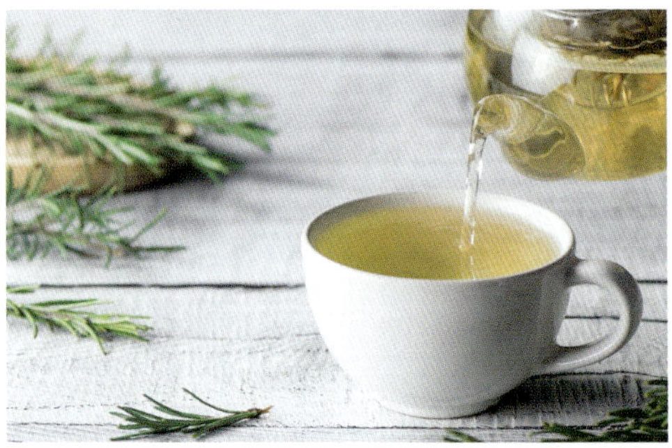

- Basen-Kräutertee,
- Brennnesseltee,
- Fencheltee,
- Pfefferminztee,
- Melissentee,
- Thymiantee,
- Rosmarintee (als Kaffeeersatz).

Darüber hinaus wird Kuzu (auch Kudzu) empfohlen.

Bei Magenschmerzen oder wiederkehrenden weichen Stühlen empfehle ich dir, Kuzu als einen unverzichtbaren Bestandteil deiner Hausapotheke zu betrachten. Kuzu kann als Bindemittel zum Kochen verwendet werden. Aber darüber hinaus entfaltet es eine hervorragende Heilwirkung, denn nach dem Aufkochen bildet sich eine schleimige Konsistenz und somit einen Schutzfilm für die Magen-Darm-Schleimhaut.

Die beste Anwendung findet Kuzu als Magenschutz, gegen weiche Stühle und Durchfälle sowie zur Behandlung von Nahrungsmittelunverträglichkeiten und Leaky Gut.

Apotheke

- **Bittersalz** (Magnesium sulfuricum) 100 mg: Bittersalz hat eine stark abführende Wirkung und sollte während der Darmgesundheitskur täglich angewendet werden. Die osmotische Kraft der Magnesiumsalze zieht die Flüssigkeit ins Darmlumen und beschleunigt die Darmpassage. Dabei können oberflächliche Schichten der Magen-Darm-Schleimhaut gereinigt, von Stuhlresten und Toxinen befreit werden. Diese Reinigung kann sich im Magen empfindlich bemerkbar machen, deshalb sollte Bittersalz nur in Kombination mit Basenpulver und/oder Kuzu eingenommen werden. Koffein- und teeinhaltige Getränke (Kaffee, schwarzer und grüner Tee) sind während der Einnahme von Bittersalz strikt zu meiden. Insgesamt sollte Bittersalz nur während der Kur eingenommen werden und ist nicht als dauerhafte Stuhlregulation zu empfehlen.

Warum ist während der Darmgesundheitskur die Einnahme von Nahrungsergänzungsmitteln vorgesehen?

Während der Darmgesundheitskur sind je nach Vorbelastung im Besonderen der Darm, die Leber, die Nieren und Lungen sowie die Haut an den Entgiftungsprozessen beteiligt. Die folgenden Nahrungsergänzungsmittel können während der Kur dazu beitragen, die Giftstoffe aus dem Körper besser auszuleiten und die Regeneration zu fördern. Achte bei der Auswahl bitte auf das Reinheitsgebot und dass möglichst keine Farb-, Füll- oder Konservierungsstoffe enthalten sind. In Bezug auf die Dosierung beachte jeweils die Herstellerempfehlungen.

- **Basenpulver:** Basenpulver kann überschüssige Säuren im Körper neutralisieren. Ich empfehle es regelmäßig bei Symptomen wie Sodbrennen und Magenschmerzen, aber auch wenn im Alltag häufig säurebildende Lebensmittel konsumiert werden (siehe Tabelle auf der nächsten Seite). Wichtiger Hinweis: Basenpulver solltest du in lauwarmem Wasser auflösen und immer nüchtern einnehmen, jeweils eine halbe Stunde vor oder frühestens zwei Stunden nach einer Mahlzeit. Die Einnahme von Basenpulver zu einer Mahlzeit kann deine Verdauungsleistung erheblich abschwächen, indem es die Magensäure neutralisiert.

SÄURE- UND BASENBILDENDE LEBENSMITTEL

Säurebildner	Basenbildner
• Fleisch, Wurst • Fisch • Ei (Eiweiß ist säureüberschüssig) • Käse • Getreide, Reis und Hülsenfrüchte • Zucker und Süßigkeiten • Kaffee, schwarzer Tee, Alkohol • Gesüßte und kohlensäurehaltige Getränke	• Erdäpfel (Kartoffeln) • Milch, Schlagobers (süße Sahne), Rahm (saure Sahne), Butter • Eigelb • Gemüse • Obst • Kräuter und Gewürze • Naturbelassene pflanzliche Öle • Wasser, Mineralwasser

- **Antioxidantien:** Vitamin A, C und E sowie sekundäre Pflanzenstoffe bieten mit ihrer antioxidativen Wirkung Schutz gegen „freie Radikale", welche gesunde Körperzellen angreifen können. Wir finden Antioxidantien in unseren natürlichen Lebensmitteln, allerdings kann der Bedarf bei Stress, Krankheit und ungesunder Lebensweise in der Regel durch die Ernährung nicht gedeckt werden. Besonders während einer Entgiftungskur ist es empfehlenswert, Antioxidantien zur Unterstützung der Leberfunktion als Nahrungsmittelergänzung einzunehmen.
- **Bitterstoffe:** Zu den Bitterstoffen zählen bittere Pflanzenstoffe unter anderem aus Löwenzahn, Artischocken und Mariendistel. Der bittere Geschmack leitet die aufgenommene Nahrung nach unten und unterstützt somit die Verdauung. Bitterstoffe können während der Darmgesundheitskur wichtige

Entgiftungsprozesse der Leber ankurbeln und Symptome wie Erschöpfung und Kopfschmerzen während der Kur lindern.

- **Magnesium:** Magnesium ist ein natürlicher Mineralstoff, der sich in unserer Nahrung und im Trinkwasser befindet. Es wird unter anderem bei Stressbelastung und beim Sport vermehrt benötigt und sollte zur Aufrechterhaltung der Zellfunktionen und Darmaktivität auch bei der Darmgesundheitskur entsprechend zugeführt werden. Magnesium wird bei Kopfschmerzen eingesetzt, die durch den Kaffeeentzug auftreten können, kann Muskelkrämpfen entgegenwirken, den Stuhlgang anregen und so die Entgiftung fördern.
- **Probiotika:** Als Probiotika werden „gute" Darmbakterien bezeichnet, die deine Darmflora positiv beeinflussen. Bei unklaren Verdauungsbeschwerden sind in den meisten Fällen Milchsäurebakterien hilfreich, um das Darmmilieu zu stabilisieren. Hierzu zählen Laktobazillen und Bifidobakterien, welche sich in fermentierten Lebensmitteln und Joghurtkulturen befinden. Da aber diese Nahrungsmittel häufig aufgrund von Laktose- oder Histaminintoleranz nicht gut verträglich sind, ist die Anwendung von Probiotika während dieser Darmgesundheitskur eine „sichere" Art, die Darmflora zu unterstützen.

Die erfolgreiche Anwendung der Nahrungsmittelergänzung

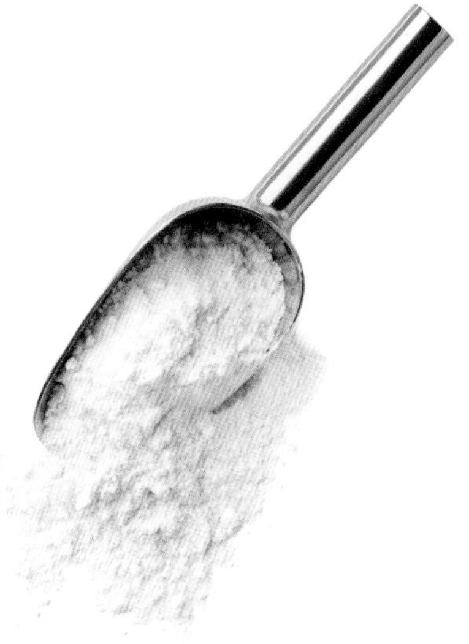

Unmittelbar nach dem Aufstehen empfehle ich dir, ½ TL Bittersalz und ½ TL Basenpulver in einem Viertelliter lauwarmen Wasser aufzulösen und zügig zu trinken. Wenn der Stuhlgang damit nicht ausreichend angeregt wird, kann die Dosierung von Bittersalz auf 1–2 TL langsam angehoben werden. Allerdings mit Vorsicht, denn Bittersalz kann etwas verzögert wirken und dann zu einer unerwartet heftigen Stuhlentleerung führen. Sicherer ist es, wenn du bei der empfohlenen Menge an Bittersalz bleibst und zusätzlich nach dem Frühstück 200–300 mg Magnesium einnimmst.

Wenn du bereits weichen Stuhl hast, kannst du statt Bittersalz bis zu 600 mg Magnesium mit Basenpulver einnehmen.

Falls du einen empfindlichen Magen oder Magenschmerzen hast, solltest du Bittersalz und Basenpulver mit etwas zubereitetem Kuzu mischen.

ANLEITUNG DER ZUBEREITUNG VON KUZU:

1 TL Kuzu in ¼ Liter kaltes Wasser einrühren, kurz aufkochen und dann zwei Minuten leicht köcheln lassen, bis es glasig ist. Bei Magen-Darm-Beschwerden vor den Mahlzeiten trinken.

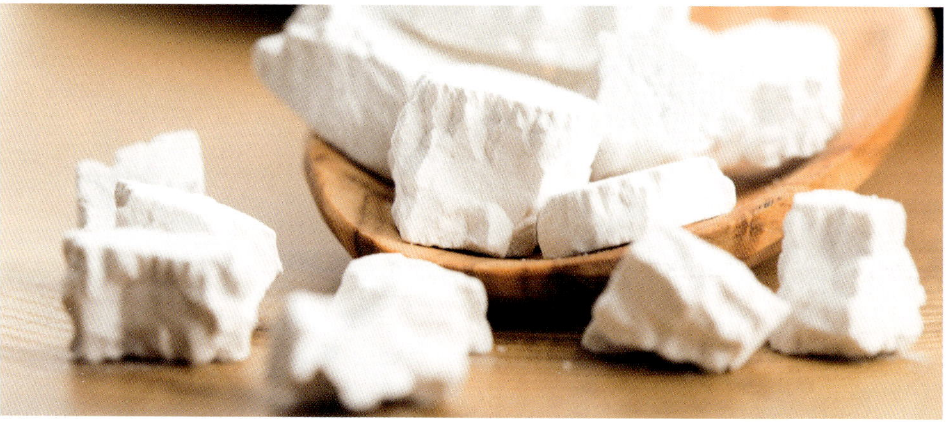

Dein Morgenritual:

Bis zum Frühstück solltest du nun 30 Minuten warten. In der Zwischenzeit kannst du deine Morgenhygiene im Bad durchführen.

Unmittelbar vor dem Frühstück empfehle ich dir, die folgenden Nahrungsergänzungsmittel einzunehmen:

- Magnesium,
- Antioxidantien,
- Bitterstoffe,
- Probiotika.

Hinsichtlich der Dosierung achte bitte jeweils auf die Herstellerempfehlungen. Wenn du einen empfindlichen Magen hast, sind Nahrungsergänzungsmittel grundsätzlich verträglicher, wenn sie nicht auf nüchternem Magen, sondern erst nach dem Essen eingenommen werden.

Falls du starke Entgiftungserscheinungen wie Kopfschmerzen oder eine unreine Haut entwickelst, empfehle ich dir, die empfohlenen Nahrungsergänzungsmittel erneut am Abend einzunehmen.

Wenn dein Stuhlgang auf Bittersalz zu häufig und/oder flüssig wird, kannst du in der Früh statt Bittersalz bis zu 600 mg Magnesium einnehmen. Falls Bittersalz deinen Stuhlgang noch nicht ausreichend anregt, empfehle ich, zum Frühstück zusätzlich 200–300 mg Magnesium einzunehmen.

Dürfen während der Darmgesundheitskur ärztlich verschriebene Medikamente eingenommen werden?

Ja, es gibt keinen Grund, eine erforderliche Medikation abzusetzen. Schilddrüsenmedikamente und Magenschutztabletten empfehle ich gleich nach dem Aufstehen einzunehmen, noch vor der Einnahme von Bittersalz und Basenpulver. Es sollte möglichst ein Abstand von 15 bis 30 Minuten eingehalten werden, damit sich die notwendige Wirkung entfalten kann. Alle anderen Medikamente wie Blutdrucktabletten, Antidepressiva, etc. können wie gewohnt eingenommen werden. Die empfohlenen Nahrungsergänzungsmittel, welche mit den Mahlzeiten eingenommen werden, haben in der Regel keinen negativen Einfluss auf die Wirksamkeit der Arzneimittel.

Ablauf der Darmgesundheitskur – die Bedeutung von Ritualen

Ich empfehle dir, deinen ganz individuellen Tagesrhythmus im Einklang mit deinen Arbeitszeiten zu finden. Beachte dabei die Einhaltung deiner Mahlzeiten und der Rituale, die du während der Darmgesundheitskur anwenden solltest.

Zu den empfohlenen Gerichten für mittags und abends siehe ab Seite 122.

Nimm dir ausreichend Zeit für deine Mahlzeiten in einem ruhigen Ambiente. Du solltest jeden Bissen 30 x kauen und während des Essens nicht abgelenkt werden und nicht trinken.

Ich empfehle dir, am Tag zwei bis drei geregelte Mahlzeiten einzunehmen, aber keine Zwischenmahlzeiten! In Bezug auf die Menge richte dich bei der Mahlzeit an deine zu einer Schale geformten Hände. Was hier hineinpasst, ist in etwa die Menge, die genau deinen Magen füllt und dich satt machen sollte. Wenn du für gewöhnlich mehr isst, kannst du deinen Körper an diese Menge bewusst gewöhnen, um langfristig Gewicht zu reduzieren.

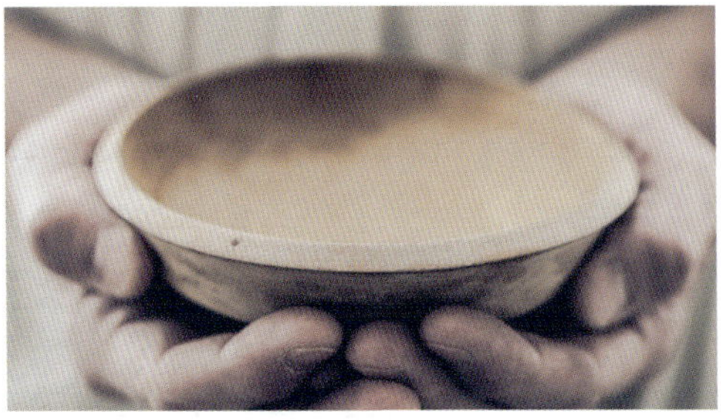

Wenn du während dieser Darmgesundheitskur nicht abnehmen möchtest, kannst du bis zu vier Mahlzeiten am Tag essen und die Menge vergrößern. Achte dabei dennoch darauf, dass du Essenspausen von mindestens drei Stunden einlegst.

So könnte dein Essensrhythmus aussehen:

BEI ZWEI MAHLZEITEN AM TAG		
8:00 Uhr	**15:00–16:00 Uhr**	**16:00–8:00 Uhr**
Frühstück	Spätes Mittagessen	16 Stunden Intervallfasten

BEI DREI MAHLZEITEN AM TAG		
7:00 Uhr	**12:00 Uhr**	**17:00 Uhr**
Frühstück	Mittagessen	Abendessen

BEI VIER MAHLZEITEN AM TAG			
7:00 Uhr	**11:00 Uhr**	**15:00 Uhr**	**18:00 Uhr**
Frühstück	Mittagessen	Zwischenmahlzeit	Abendessen

Wesentlich ist, dass du bei jeder Mahlzeit ausreichend Proteine und Fette zu dir nimmst. Zu den Proteinquellen zählen Milchprodukte, Nüsse, Samen, Hülsenfrüchte, später während der Aufbaukost auch Ei, Fisch und Fleisch.

Es geht bei dieser Darmgesundheitskur in erster Linie darum, *was* du isst und erst in zweiter Linie darum, *wie viel* du isst. Wenn du also mehr Energie benötigst und du pro Mahlzeit mehr essen möchtest, als in deine geformten Hände passt, wirst du dennoch die reinigende Wirkung erleben. Willst du hingegen auch Gewicht reduzieren, solltest du dich an diese Mengenempfehlung halten.

Dein Abendessen sollte idealerweise vor 18:00 Uhr stattfinden. Die bekömmlichste Abendmahlzeit besteht aus einer Suppe. Du kannst auch gedünstetes Gemüse mit einer Proteinquelle wie Frischkäse oder Hummus essen. Wenn du Gewicht reduzieren möchtest, solltest du dabei aber auf das Brot verzichten. In der Praxis ist es am einfachsten, wenn du jeden Tag nur eine der empfohlenen Hauptspeisen zubereitest. So kannst du zu Mittag eine Portion essen und am Abend noch einmal eine kleine Portion davon genießen. Der Darm liebt es, in einer Entlastungsphase durch eintönige Nahrungsmittelauswahl nicht überfordert zu werden. Denn eine große Nahrungsmittelvielfalt kann für den Verdauungstrakt ein Stressfaktor sein. Iss bitte jedenfalls nur eine kleine Menge oder verzichte ganz auf die Abendmahlzeit. Du kannst stattdessen eine Tasse Basensuppe oder Basenpulver in Wasser gelöst trinken. So lässt sich deine Darmgesundheitskur mit einem bis zu 16-stündigen Intervallfasten kombinieren.

Am Abend solltest du zur Ruhe kommen. Eine Blaulichtfilterbrille sorgt dafür, dass nach Sonnenuntergang keine kurzwelligen Blaulichtanteile des elektrischen Lichts auf deine Augennetzhaut treffen. So werden dein Biorhythmus sowie die zirkadiane Ausschüttung von Melatonin unterstützt. Das fördert einen erholsamen Schlaf.

Besondere Aufmerksamkeit solltest du deiner Verdauung schenken. Bittersalz und Magnesium wirken abführend und können bei der Einnahme an deine Stuhlverhältnisse angepasst werden. Wichtig ist, dass du täglich Stuhlgang hast, um die Entgiftung bestmöglich zu fördern. Alternativ zur Einnahme von Bittersalz und Magnesium ist die Anwendung von Einläufen.

Kontrolliere täglich dein Gewicht und deinen Bauchumfang. Fühle dich aber auch ein, wie es deiner Stimmung und deinem Körpergefühl geht. Versuche dabei, auf Körpersignale zu hören. Vielleicht kannst du spüren, wie sich die veränderte Ernährung auf deinen Körper auswirkt, wie sich deine Energie und dein Schlaf verbessern oder ob Beschwerden gelindert werden können.

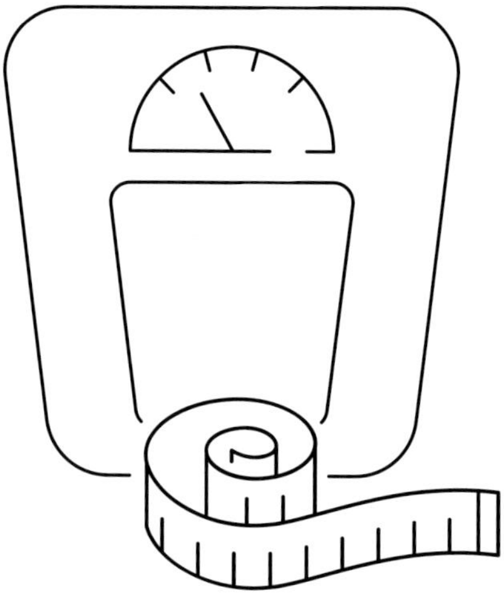

Tägliche und regelmäßige körperliche Bewegung ist während der Darmgesundheitskur sehr wichtig. Sie unterstützt die Fettverbrennung und innere Reinigung, darüber hinaus verhindert sie einen Abbau der Muskelmasse.

Die Darmgesundheitskur bedeutet für deinen Körper eine Umstellung und kann sich erheblich auf dein Gemüt auswirken. Biete deinem Körper und deinem Geist anhand der nachfolgend beschriebenen einfachen Rituale die Möglichkeit, sich wohlzufühlen und eine neue Stabilität zu finden. Die tägliche Anwendung der Rituale wird dir nicht nur während der Darmgesundheitskur helfen, sondern auch darüber hinaus deinen Alltag unterstützen.

1. Körperhygiene

   Die tägliche Körperdusche hat einen rituellen Wert, indem du jeweils davor zuerst dein Körpergewicht und deinen Bauchumfang misst. Schreibe deine Werte nieder.

   Vor dem Duschen beginnst du im trockenen Zustand mit der Körperbürste erst die Füße und die gesamten Beine, dann die Hände und Arme, danach Rücken und Bauch bis zum Herzen hin zu bürsten, so stark, wie es dir angenehm ist.

   Daraufhin gehst du heiß duschen und am Ende der Dusche kannst du mit eiskaltem Wasser zuerst die Beine und Arme, wenn du mutig bist sogar den gesamten Rumpf abbrausen. Danach solltest du dich mit dem Handtuch gut abtrocknen.

   Nach diesem Ritual fühlst du dich wunderbar belebt! Ich empfehle dir deshalb, deine Körperhygiene morgens noch vor dem Frühstück zu machen. Wenn es dir vom Tagesablauf leichter fällt, kannst du die Körperhygiene natürlich auch auf den Abend verlegen.

2. Leberwickel

   Zwischen 13 und 15 Uhr befindet sich die Leber chronobiologisch in ihrer inaktivsten Tageszeit. Deshalb benötigt sie zu diesem Zeitpunkt während einer Entgiftungsphase insbesondere nach einer Mahlzeit eine Unterstützung.

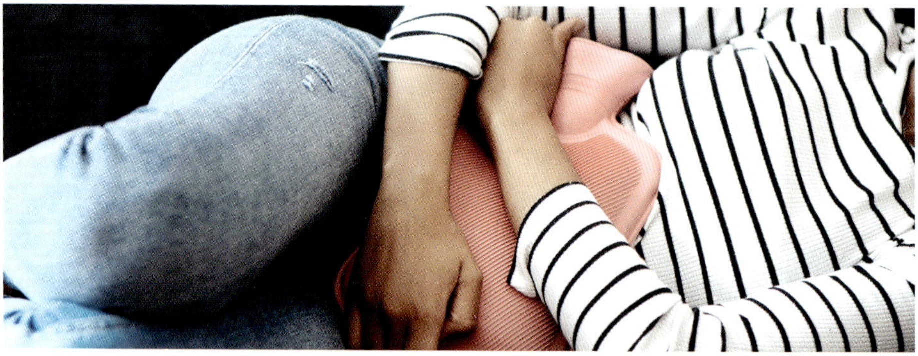

Ich empfehle einen „sanften Leberwickel“. Dazu solltest du dir eine zehnminütige Pause gönnen und im Liegen rasten. Im Idealfall legst du deine Hände oder eine lauwarme Wärmflasche auf den rechten Bauch unterhalb des Rippenbogens.

3. Bauchmassage

Ein- bis zweimal am Tag empfehle ich dir, eine Bauchmassage zu machen. Dabei solltest du flach liegen und dir etwa zehn Minuten Zeit nehmen. Sie dient dazu, die Darmperistaltik anzuregen und Entgiftungsprozesse zu unterstützen.

Anleitung zur Bauchmassage:

- **1.Schritt:** Lege die rechte Hand auf den Bereich des Magens und streiche nach unten bis zum Nabel. Sobald die rechte Hand beim Nabel angelangt ist, streiche mit der linken Hand von oben bis zum Nabel, dann wieder mit der rechten und so weiter.

  Arbeite langsam und sanft, die Bewegung soll angenehm sein. Atme dabei in den Bauch und versuche dabei die Bauchdecke zu entspannen.

  Nach einer Minute gehe zum nächsten Schritt über.

- **2. Schritt:** Lege die Hände auf den Unterbauch. Atme dreimal langsam in den Unterbauch, sodass sich die Bauchdecke hebt und senkt. Versuche während der Einatmung bis acht zu zählen, ebenso bei der Ausatmung.

- **3. Schritt:** Beginne nun mit der rechten Hand gegen den Uhrzeigersinn kleine kreisende Bewegungen zu machen. Die Hand bleibt dabei liegen und verschiebt lediglich die Haut. Du brauchst keinen Druck auszuüben, wenn es sich jedoch für dich gut anfühlt, dann kannst du bei der Massage auch leichten Druck ausüben.

  Die linke Hand bleibt vorerst ruhig liegen.

  Nach einer Minute gehe zum nächsten Schritt über.

- **4. Schritt:** Jetzt bleibt die rechte Hand ruhig liegen, während die linke Hand im Uhrzeigersinn kleine kreisende Bewegungen macht. Den Druck kannst du wieder selbst bestimmen.

  Nach einer Minute gehe wieder zum nächsten Schritt über.

- **5. Schritt:** Lass nun beide Hände gleichzeitig kreisen – die rechte gegen den Uhrzeigersinn und die linke Hand mit dem Uhrzeigersinn. Anfangs erfordert das etwas Konzentration, aber nach wenigen Sekunden wirst du das perfekt machen!

- **6. Schritt:** Lege nun die rechte Hand über den Bauchnabel und die linke Hand unter den Bauchnabel. Wiederhole die Schritte 3 bis 5 in der neuen Position jeweils für eine Minute.

  Bleibe danach noch etwas liegen und atme nochmals langsam und ruhig in den Bauch.

  Stehe danach auf und trinke ein Glas warmes Wasser oder ungesüßten Kräutertee.

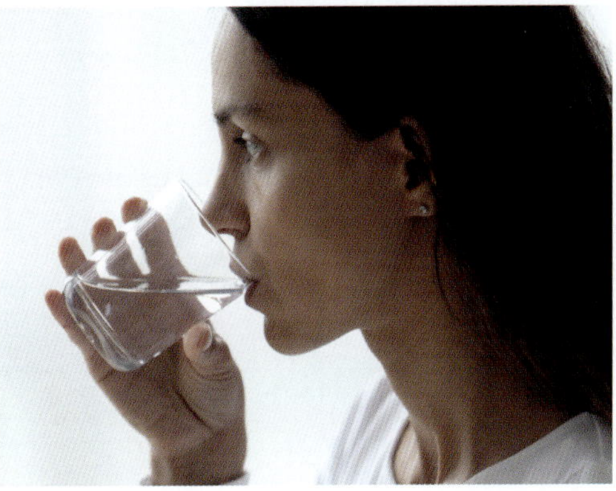

Fastenbrechen

Nach der Darmgesundheitskur kannst du langsam wieder damit beginnen, Nahrungsmittel zu essen, die du während der Kur gemieden hast. Allerdings empfehle ich dir dabei, es langsam anzugehen.

Vielleicht gehen dir nun bestimmte Gewohnheiten wie Naschereien oder Zwischenmahlzeiten gar nicht mehr ab? Oder du hast gemerkt, dass du ohne Kaffee genauso fit bist?

Dein Verdauungstrakt hat sich durch diese Ernährungsform erholen und reinigen können. Deshalb wollen wir ihn nicht überfordern und alles zunichtemachen, was du dir nun erarbeitet hast.

Versuche bitte weiterhin regelmäßige Mahlzeiten zu dir zu nehmen und auf Zwischenmahlzeiten zu verzichten. Ich empfehle dir, auch im Alltag mindestens eine warme Mahlzeit am Tag zu essen, und achte grundsätzlich weiterhin auf die richtige Menge. Vergiss nicht: Pro Mahlzeit benötigt dein Körper nicht mehr als in deine zu einer Schale geformten Hände passt.

Du kannst nun langsam wieder andere Lebensmittel in den täglichen Ernährungsplan aufnehmen. Beginne mit dem Ei, dann kannst du wieder Fisch und Fleisch essen. Gegen Ende der Aufbaukost kannst du auch wieder Süßspeisen, Kaffee und Alkohol in deinen Speiseplan aufnehmen.

Wenn du dich nach der Darmgesundheitskur wieder so ernährst wie zuvor, kann es natürlich passieren, dass altbekannte Beschwerden wieder auftauchen. Falls dem so ist, empfehle ich dir wärmstens, die Darmgesundheitskur in der verlängerten Form weiterzuführen. Alle Informationen dazu findest du unter www.dr-knauer.at. Vielleicht hast du sogar Ideen, wie du mithilfe dieser einfachen Kochmethode mit eigenen Gerichten experimentieren kannst!

Du hast bei dieser Form der Ernährung eine optimale Nährstoffversorgung. Deshalb kannst du bei schwerwiegenden Verdauungsproblemen nach der Aufbaukost auch langfristig deine Ernährung auf diese Weise umstellen. Aus medizinischer Sicht wäre das im Speziellen bei Sodbrennen, Reizdarmsyndrom, wiederkehrenden Pilzinfektionen und Leaky Gut sogar empfehlenswert. Die Rituale sollten dabei unbedingt beibehalten werden. Hingegen ist die Einnahme von Bittersalz nur für den beschränkten Zeitraum von zwei bis drei Wochen im Rahmen der Entgiftung empfehlenswert. Danach kannst du bei Bedarf zur Stuhlregulation Magnesium anwenden.

Wie bereits erwähnt, kannst du auch bei bester Gesundheit deinem Verdauungstrakt auf diese Weise mehrmals im Jahr eine kleine Auszeit gönnen. Ich sage dazu auch gerne: Urlaub für den Darm! Wie oft dein Darm und du diese Erholungsphase benötigen, hängt einerseits von deiner Lebens- und Ernährungsweise ab und andererseits von deinem allgemeinen Gesundheitszustand.

Erinnere dich: Fast 80 % der Immunzellen werden im Darm gebildet! Nur ein gesunder Darm sorgt für eine starke Immunabwehr und gute Regenerationsfähigkeit.

"Ein gesunder Darm bringt dich leichter zurück in deine Mitte!“

Das Farbschema der Zutatenlisten

Jede Farbe entspricht einem der fünf Elemente:

- = **Feuer** (bitter)
- = **Erde** (süß)
- = **Metall** (scharf)
- = **Wasser** (salzig)
- = **Holz** (sauer)

TEIL 2

REZEPTE

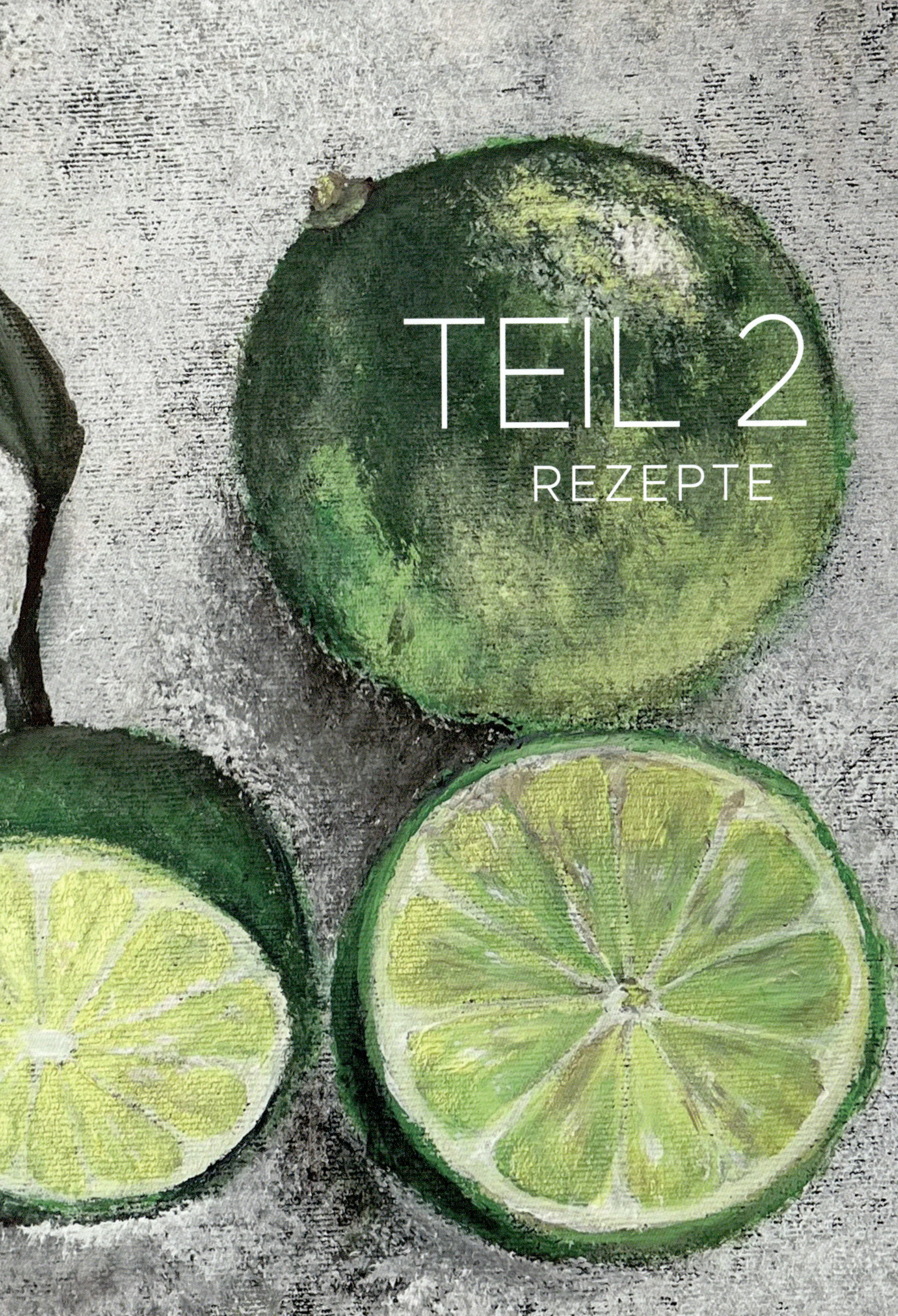

Grundrezepte

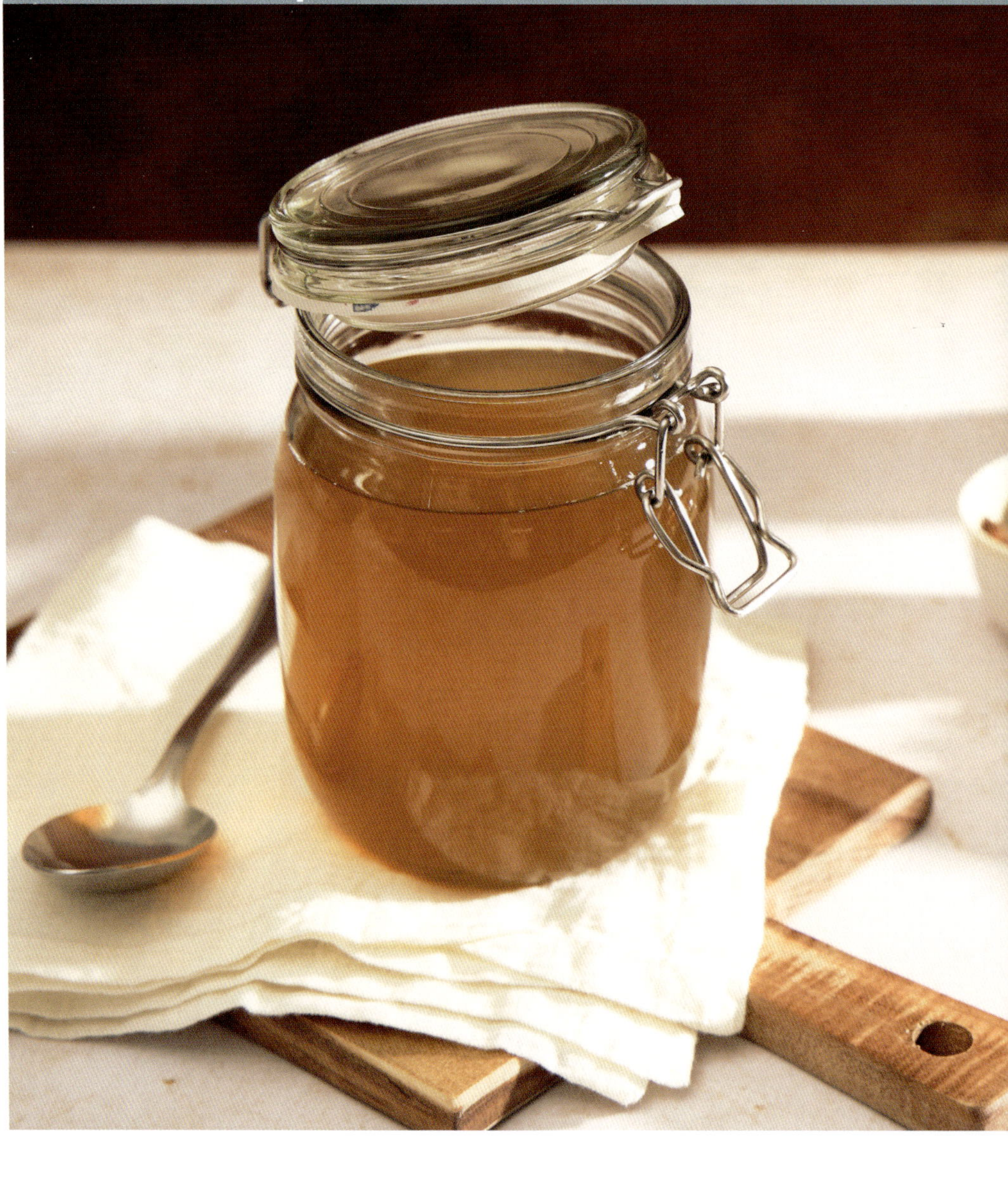

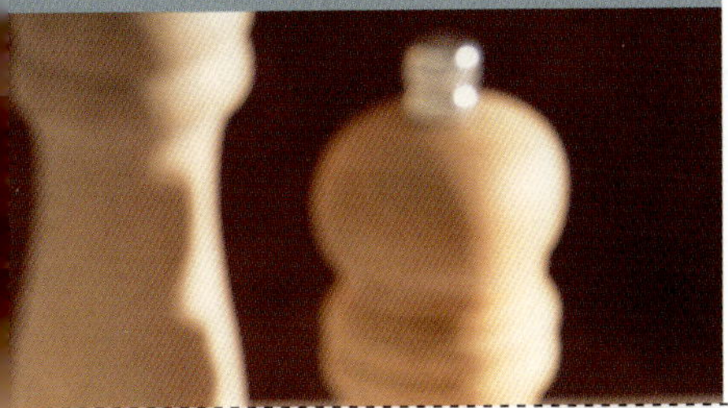

BASENSUPPE

Diese Basensuppe bildet die geschmackliche Grundlage für alle Gerichte, die während der Darmgesundheitskur zubereitet werden. Ich empfehle, nach Möglichkeit Bio-Gemüse zu verwenden.

ZUTATEN FÜR 3 LITER SUPPE:

- 500–700 g Gemüse: Karotten, gelbe Rüben, Petersilienwurzel, Knollensellerie, mehlige Kartoffel
- Lorbeerblatt, Kardamomkapsel, Gewürznelken, Liebstöckel
- Wacholderbeeren
- Petersilie
- Salz

Unverträglichkeiten:
keine

ZUBEREITUNG:

Das Gemüse waschen, in grobe Würfel schneiden und mit den Gewürzen zum Kochen bringen. Insgesamt eine Stunde bei kleiner Flamme mit Deckel köcheln. Die Basensuppe abseihen und das Gemüse verwerfen. Für eine bessere Haltbarkeit empfehle ich dir, die Suppe gleich in Einmachgläser abzufüllen und nach dem Abkühlen im Kühlschrank aufzubewahren.

Viele meiner Patient:innen möchten das Gemüse nach dem Kochen nicht einfach wegschmeißen und fragen mich, ob es nicht in irgendeiner Form verwertet werden kann. Leider ist das Gemüse nach einer Kochzeit von einer Stunde ausgelaugt und somit wertlos. Dafür sind die Mineral- und Spurenelemente sowie das Aroma in der klaren Suppe enthalten.

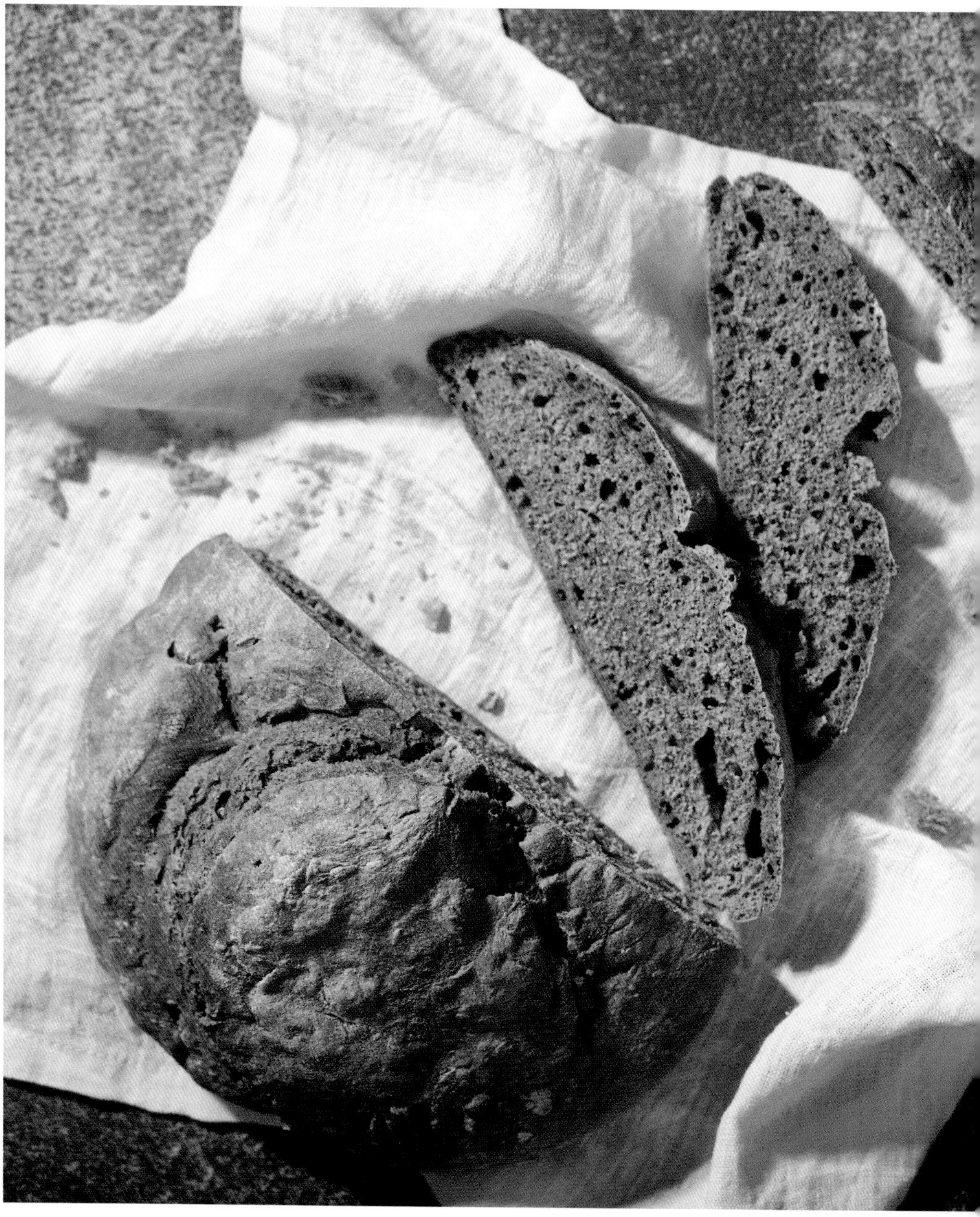

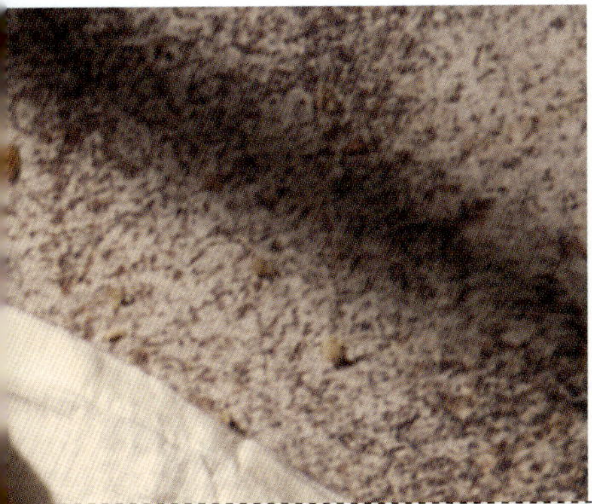

HEFEFREIES DINKELBROT

Ein wunderbares Grundrezept für ein Kurbrot, welches wahlweise auch mit anderen Mehlsorten, Nüssen oder Gewürzen ergänzt werden kann.

ZUTATEN:

- ½ kg Dinkelvollmehl
- ½ TL Natron
- 400–500 ml prickelndes Mineralwasser
- ½ EL Salz
- ½–1 EL gehackter Anis
- ½–1 EL Kümmel
- ½ EL Koriander
- 1 EL Amaranthmehl
- wahlweise können Kürbiskerne, Walnüsse oder geriebene Karotten hinzugefügt werden.

ZUBEREITUNG:

Das Mehl mit den Gewürzen und dem Natron mischen und dann das prickelnde Mineralwasser unterrühren, bis alles gut vermischt ist.

Den Teig in eine kleine, mit Backpapier ausgelegte Kastenform geben oder auf dem Backblech zwei kleine Laibe formen.

Bei ca. 160° C ca. 1¼–1½ Stunden backen.

Unverträglichkeiten:
Gluten (Dinkelvollmehl)

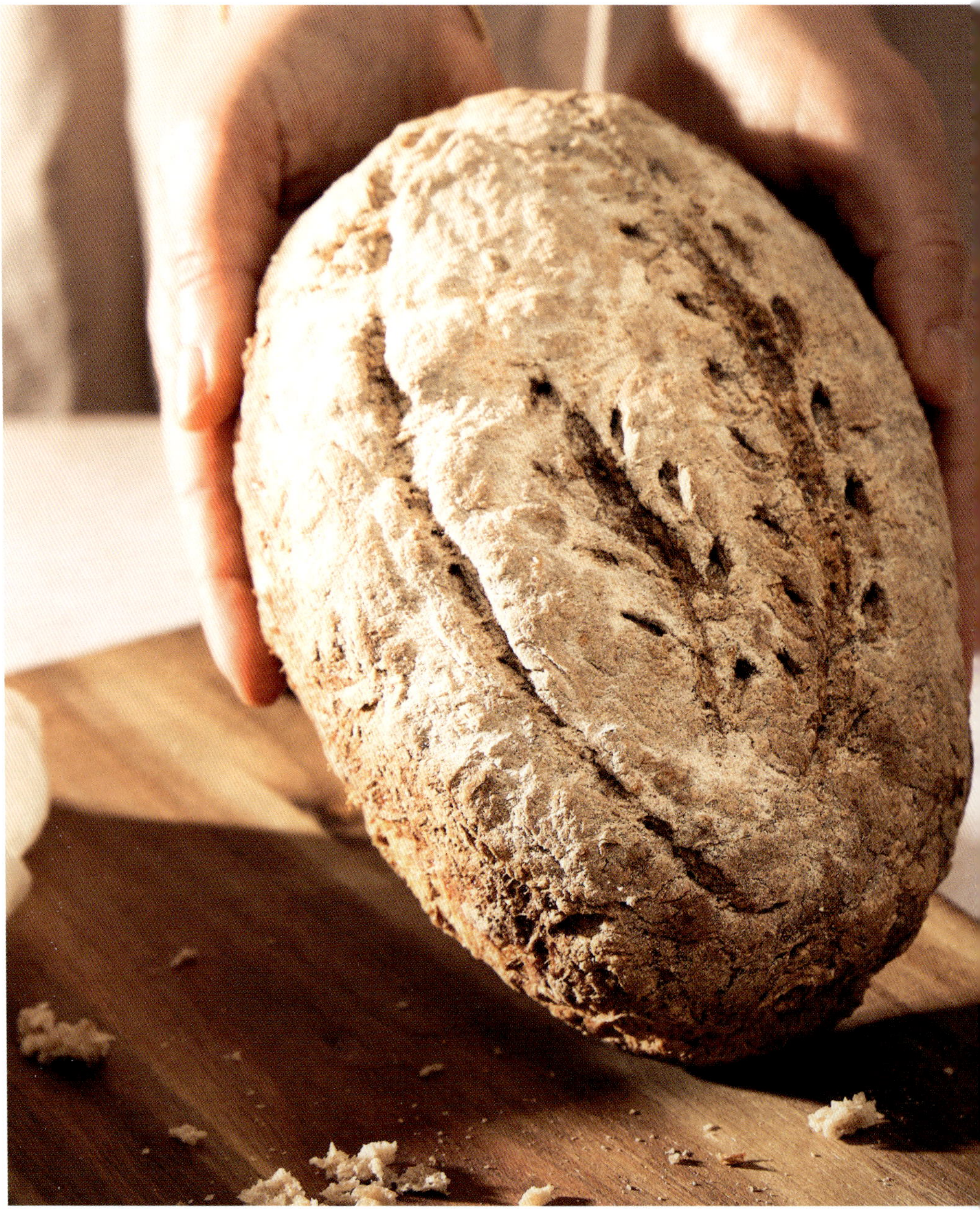

GLUTENFREIES BROT

Ein gutes gluten- und hefefreies Basisrezept.

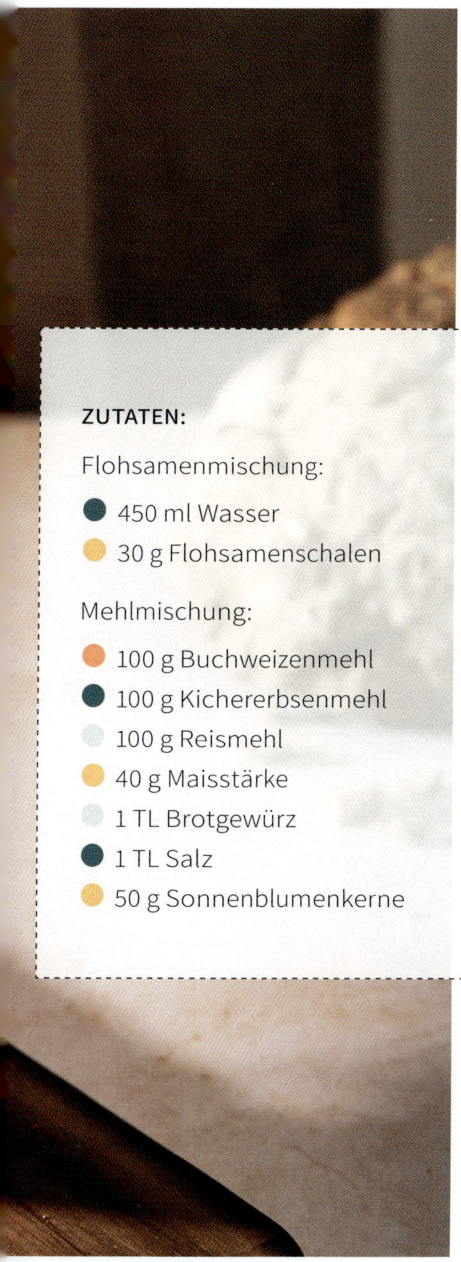

ZUTATEN:

Flohsamenmischung:

- 450 ml Wasser
- 30 g Flohsamenschalen

Mehlmischung:

- 100 g Buchweizenmehl
- 100 g Kichererbsenmehl
- 100 g Reismehl
- 40 g Maisstärke
- 1 TL Brotgewürz
- 1 TL Salz
- 50 g Sonnenblumenkerne

ZUBEREITUNG:

Wasser und Flohsamenschalen mit Schneebesen schnell vermischen und stehen lassen (geliert!).

Die restlichen Zutaten in eine Schüssel geben, Flohsamengelee dazugeben und kneten (mit Händen oder Knetmaschine).

Im vorgeheizten Backrohr bei 180° C ca. eine Stunde backen.

Unverträglichkeiten:
Histamin (Kichererbsenmehl)

Frühstück

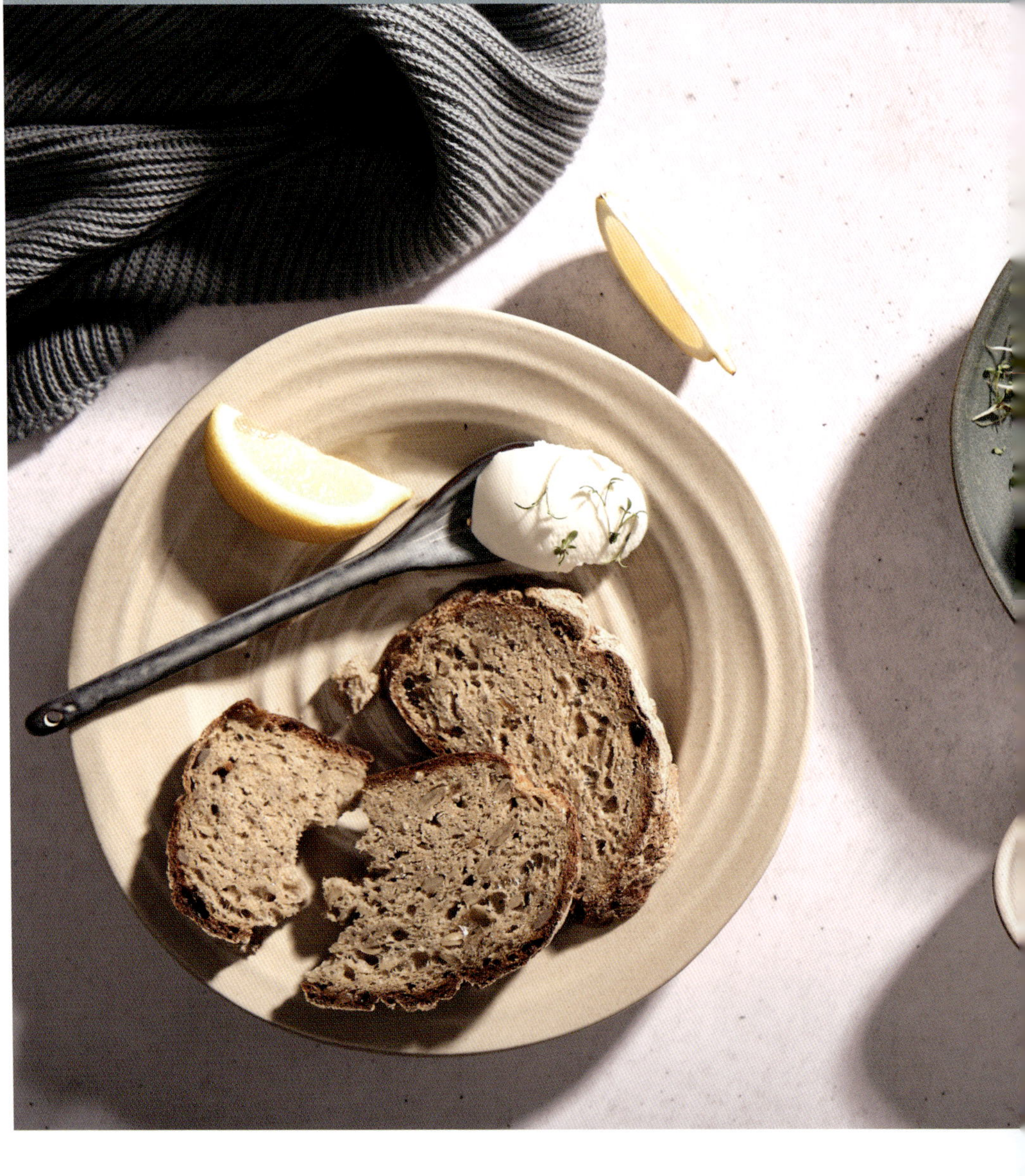

BROT MIT SCHAFSKÄSEGUPFERL

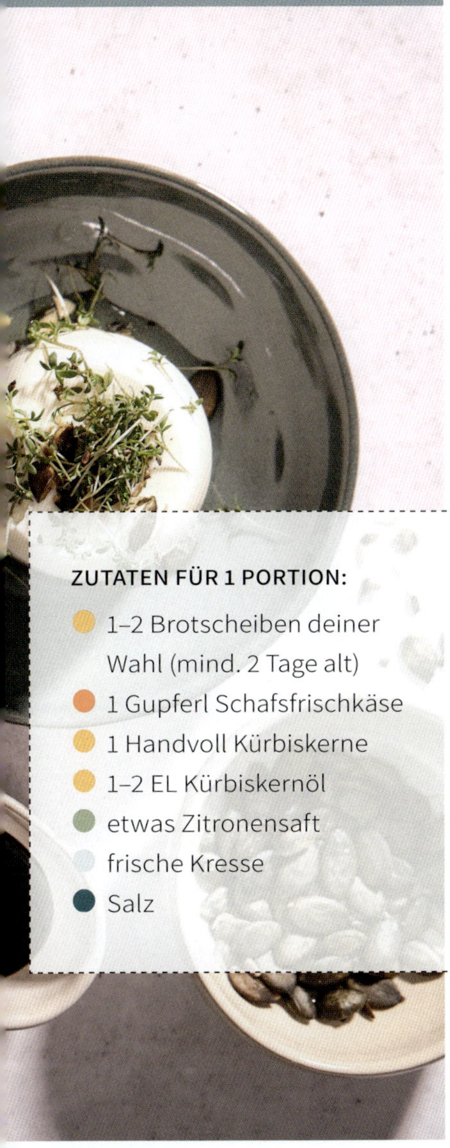

Schafsfrischkäse ist häufig bekömmlicher als Frischkäse aus Kuhmilch. Die Kürbiskerne zählen zu jenen „Nüssen“, die auch bei Allergien und Histaminbelastung sehr gut verträglich sind. Wenn du die Kürbiskerne in der Pfanne ohne Fett kurz anröstest, entfalten sie hervorragend ihr Aroma. Du kannst dieses Gericht mit etwas Kürbiskernöl verfeinern, das schmeckt wunderbar!

ZUTATEN FÜR 1 PORTION:

- 1–2 Brotscheiben deiner Wahl (mind. 2 Tage alt)
- 1 Gupferl Schafsfrischkäse
- 1 Handvoll Kürbiskerne
- 1–2 EL Kürbiskernöl
- etwas Zitronensaft
- frische Kresse
- Salz

ZUBEREITUNG:

Den Schafsfrischkäse am Teller anrichten und mit etwas Salz und Kresse garnieren. Kürbiskerne darüber streuen.

Die Brotscheiben dienen als Beilage.

Unverträglichkeiten:
Laktose (Schafsfrischkäse)

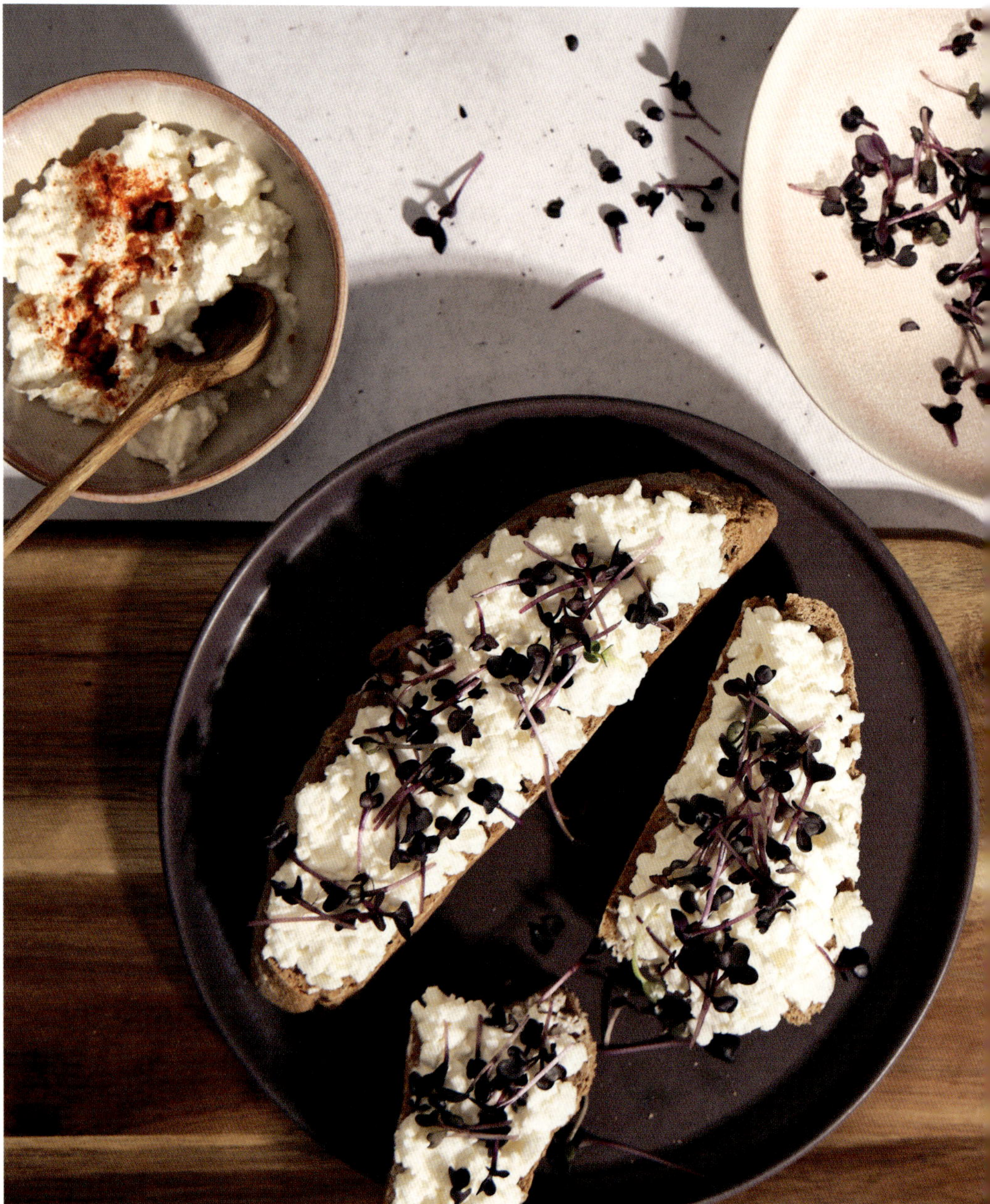

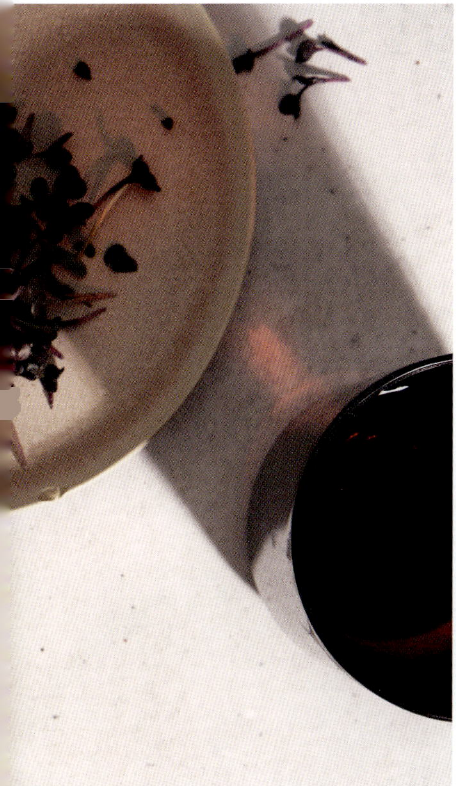

BROT MIT COTTAGE CHEESE (HÜTTENKÄSE)

Wähle dein Kurbrot, das dir schmeckt und du gut verträgst. Du kannst zum Frühstück auch gerne zwei Scheiben essen, solange du jeden Bissen 30-mal kaust. Durchschnittlich solltest du dir beim Essen für jede Brotscheibe etwa 15 Minuten Zeit nehmen.

Unverträglichkeiten:
Laktose (Cottage Cheese)

ZUTATEN FÜR 1 PORTION:

- 1–2 Brotscheiben deiner Wahl (mindestens zwei Tage alt)
- Cottage Cheese
- frische Kresse
- Salz
- 1 Prise Paprikapulver

ZUBEREITUNG:

Die Brotscheiben mit Cottage Cheese bestreichen, mit etwas Salz und Paprikapulver würzen und mit Kresse garnieren.

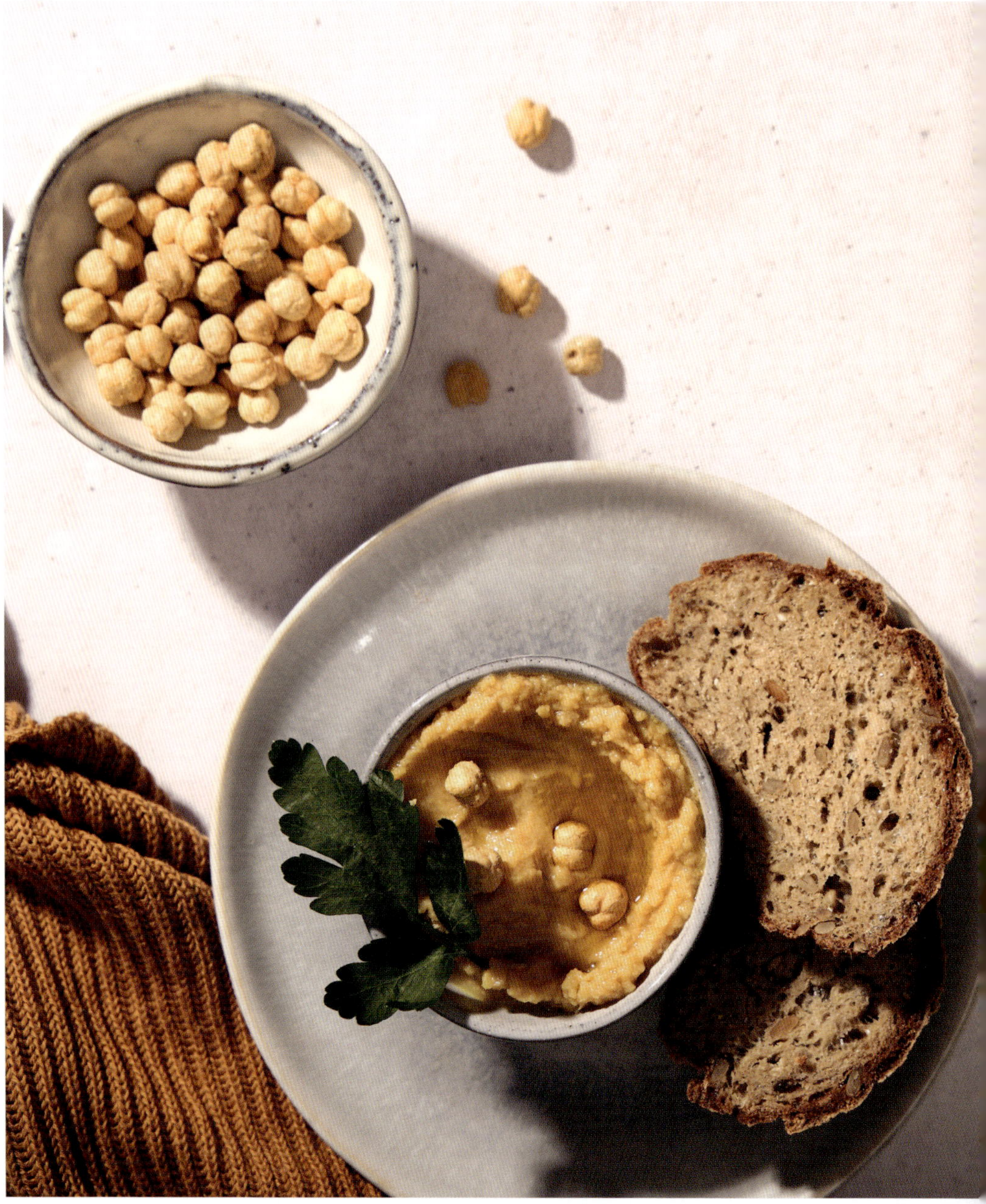

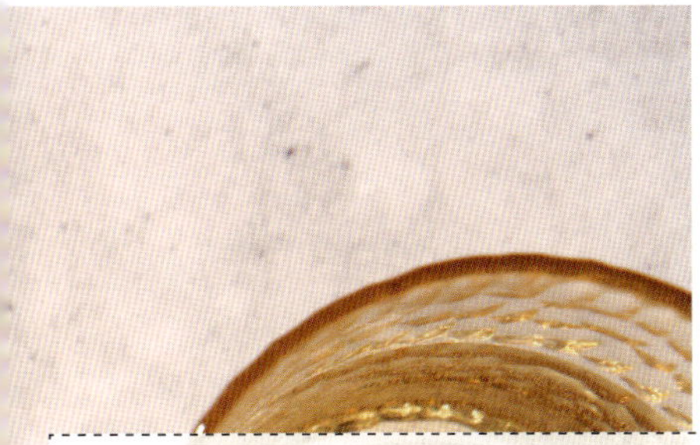

FASTENHUMMUS

Hummus ist ein dankbarer Eiweißspender und eignet sich nicht nur als Brotaufstrich, sondern auch als Beilage zu diversen Gerichten.

ZUTATEN FÜR 2 PORTIONEN:

- 1 Glas oder Dose gekochte Kichererbsen (200–300 g)
- ⅛ l Basensuppe
- Saft einer halben Zitrone oder Limette
- 1 Prise Curcuma
- ½ Bund Petersilie
- etwas Chilipulver oder -flocken
- Omega-3-Öl
- Salz

Unverträglichkeiten:
Histamin (Kichererbsen)

ZUBEREITUNG:

Sud abgießen und die Kichererbsen waschen. Petersilie grob hacken. Alles gemeinsam mit der Basensuppe, Zitronensaft, Omega-3-Öl, Salz, Curcuma und ein wenig Chili fein pürieren. Falls du die frischen Kräuter nicht im Hummus einrühren möchtest, kannst du sie dekorativ darüber streuen.

Hinweis: Hülsenfrüchte wie Kichererbsen zählen zu den Histaminliberatoren. Das bedeutet, dass sie bei frischer Zubereitung selbst kaum Histamin enthalten, aber das körpereigene Histamin freisetzen können. Das kann bei Personen mit Allergien oder einer Darmfehlbesiedlung mit Fäulnisbakterien zu Histaminreaktionen führen. Hülsenfrüchte sind aber wertvolle Eiweißspender und während dieser Darmgesundheitskur durch die allgemeine Reduktion in den meisten Fällen sehr gut verträglich.

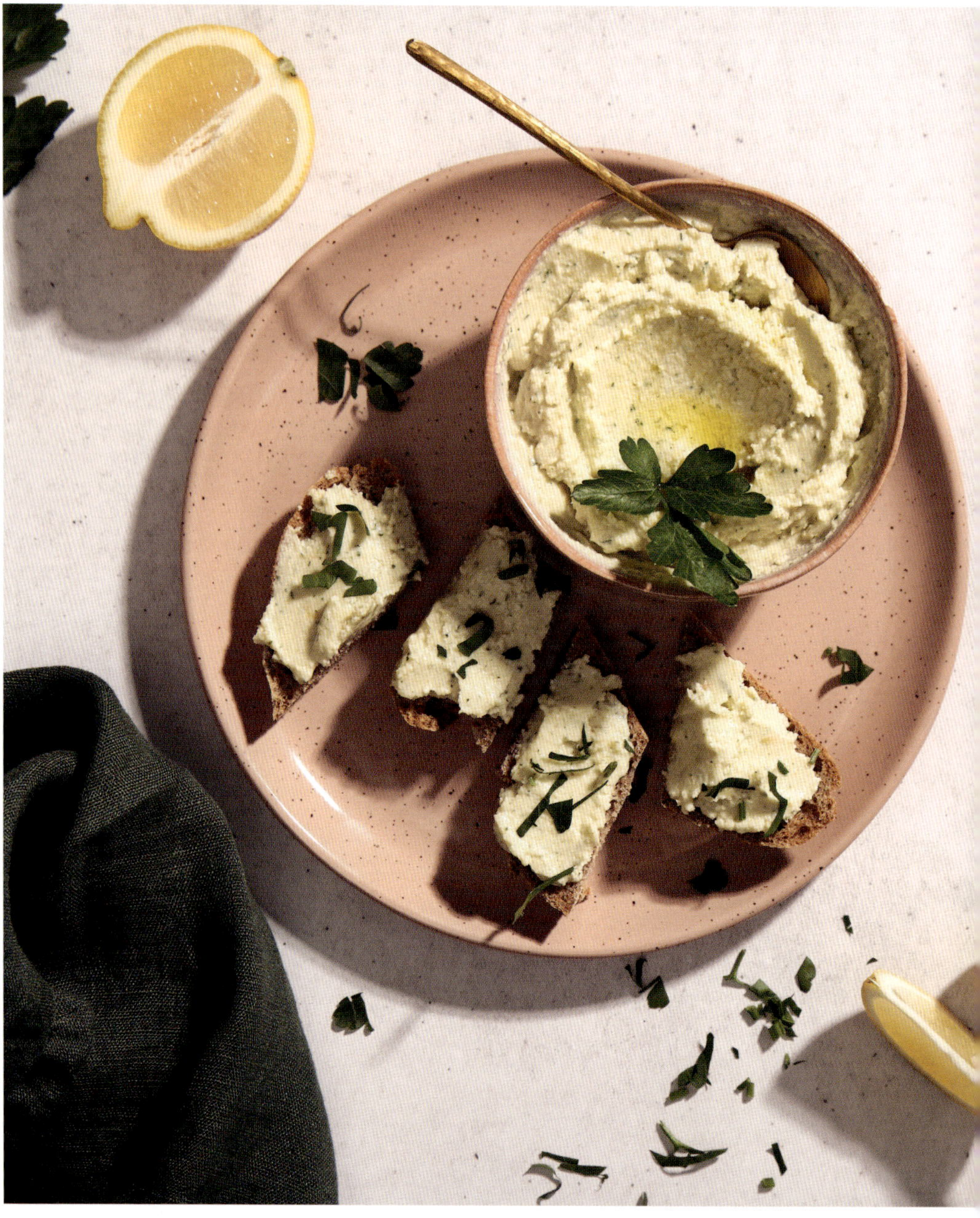

ARTISCHOCKEN-AUFSTRICH

Rasch in der Zubereitung und erfrischend im Geschmack – der Lieblingsbrotaufstrich unserer Kinder!

ZUTATEN FÜR 2 PORTIONEN:

- 150 g Brimsen (Schafsmilchtopfen) oder Speisetopfen (Quark)
- 1 Glas Artischockenherzen (Öl abtropfen lassen)
- frische Petersilie
- Saft einer halben Zitrone
- Salz
- Prise Chili
- 1 EL Omega-3-Öl

ZUBEREITUNG:

Die Artischockenherzen gemeinsam mit dem Brimsen und den Gewürzen in eine Schüssel geben. Mit dem Pürierstab alles gut durchmischen.

Mit etwas Omega-3-Öl verfeinern und mit Petersilie garnieren, fertig.

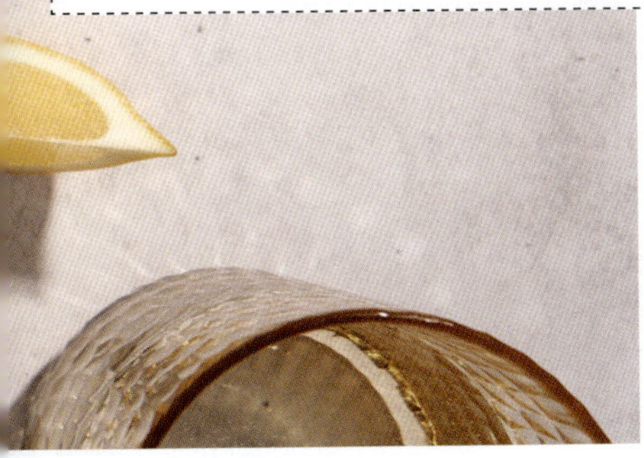

Unverträglichkeiten:
Laktose (Topfen)

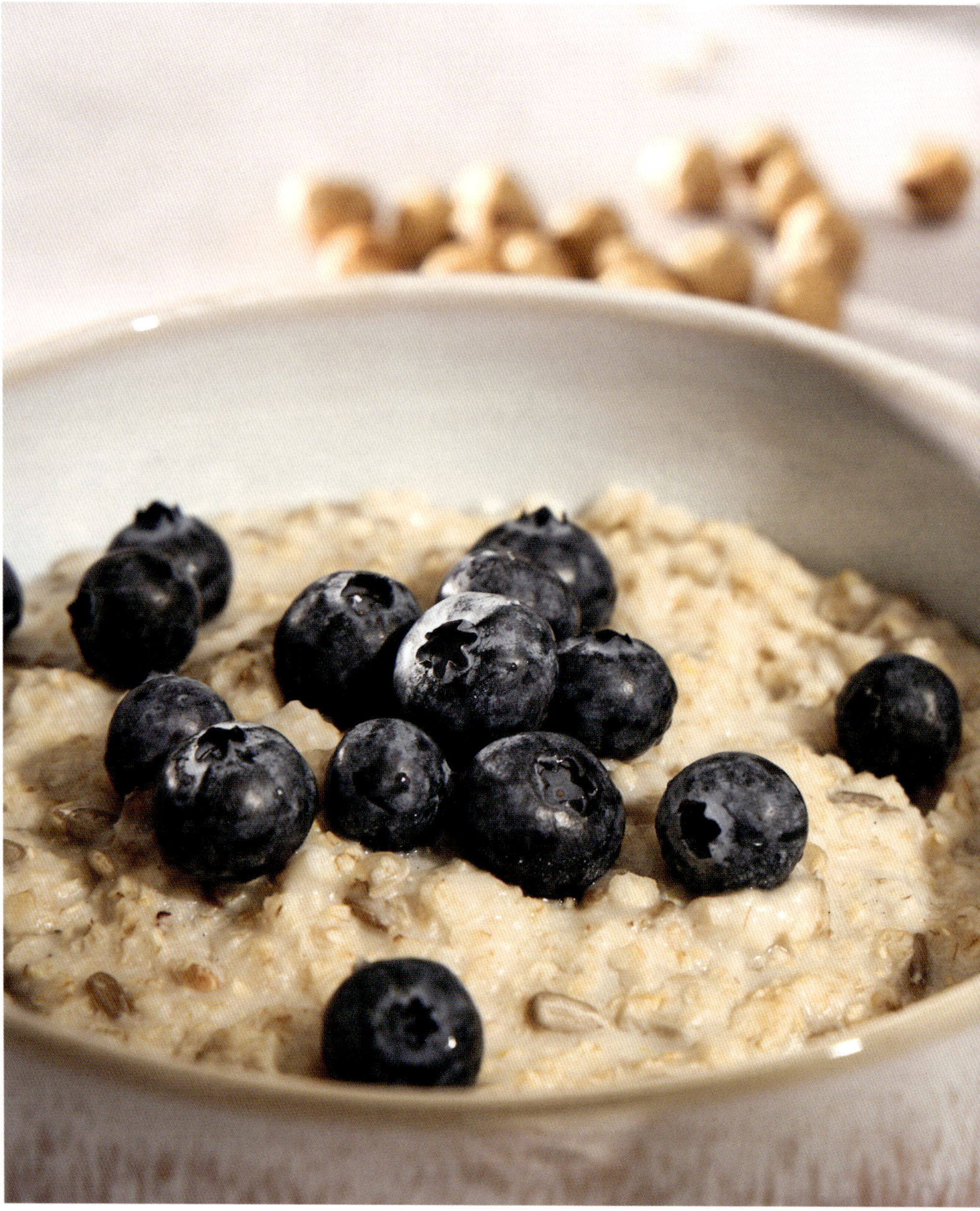

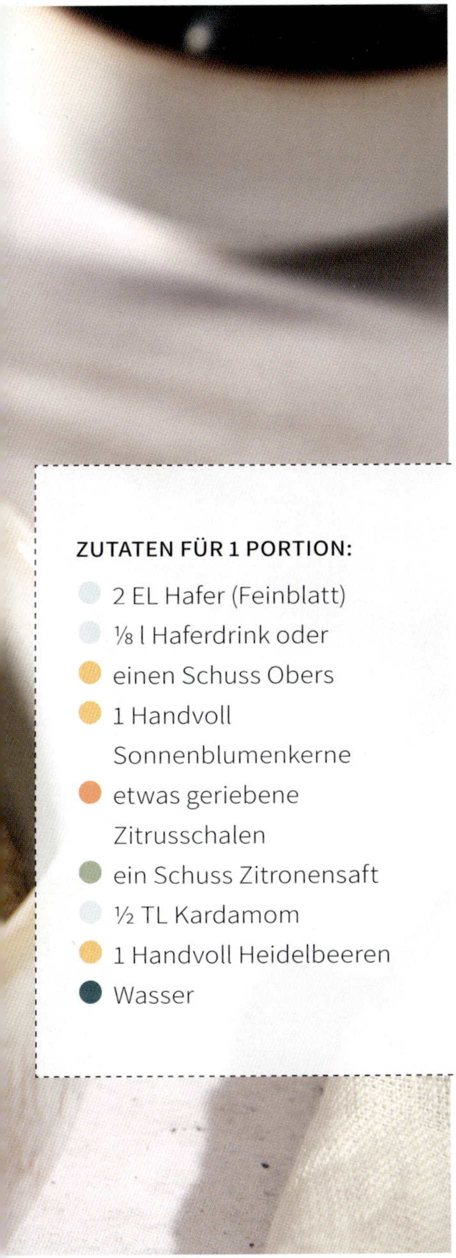

HAFERBREI MIT HEIDELBEEREN

Hafer ist glutenfrei und somit sehr bekömmlich. Auch die Heidelbeeren werden häufig von mir empfohlen, weil sie wenig Fruchtzucker enthalten und auch bei einer Histaminunverträglichkeit bedenkenlos gegessen werden können.

ZUTATEN FÜR 1 PORTION:

- 2 EL Hafer (Feinblatt)
- ⅛ l Haferdrink oder
- einen Schuss Obers
- 1 Handvoll Sonnenblumenkerne
- etwas geriebene Zitrusschalen
- ein Schuss Zitronensaft
- ½ TL Kardamom
- 1 Handvoll Heidelbeeren
- Wasser

ZUBEREITUNG:

Hafer und Sonnenblumenkerne gemeinsam in Wasser weichkochen. Die Gewürze gleich zu Beginn hinzufügen.

Nach Belieben gerne mit Haferdrink oder Obers verfeinern, damit der Brei cremiger wird. Zum Schluss die Heidelbeeren beifügen und kurz ziehen lassen.

Mit einigen Sonnenblumenkernen garnieren.

Unverträglichkeiten:
keine

Hauptmahlzeit

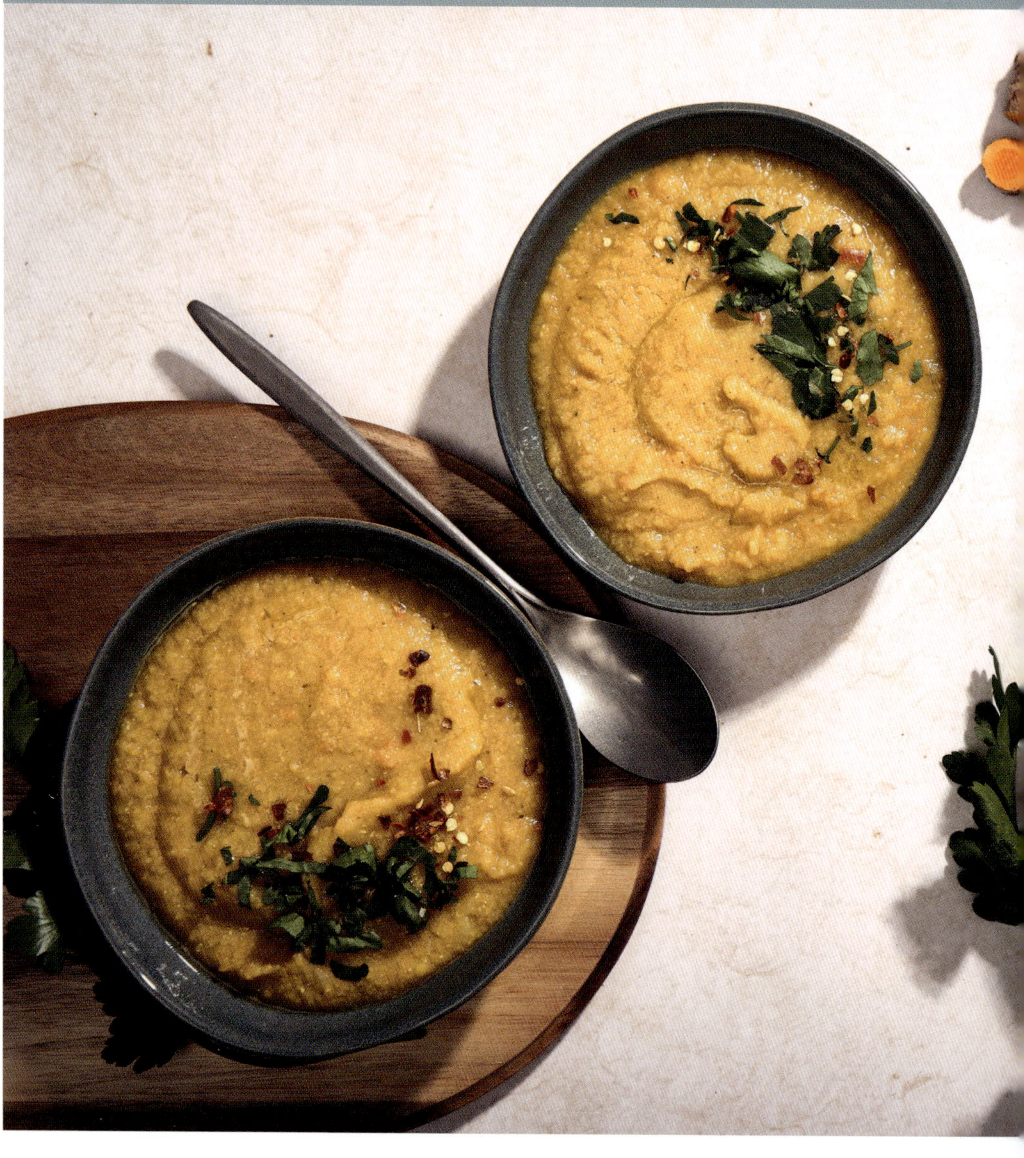

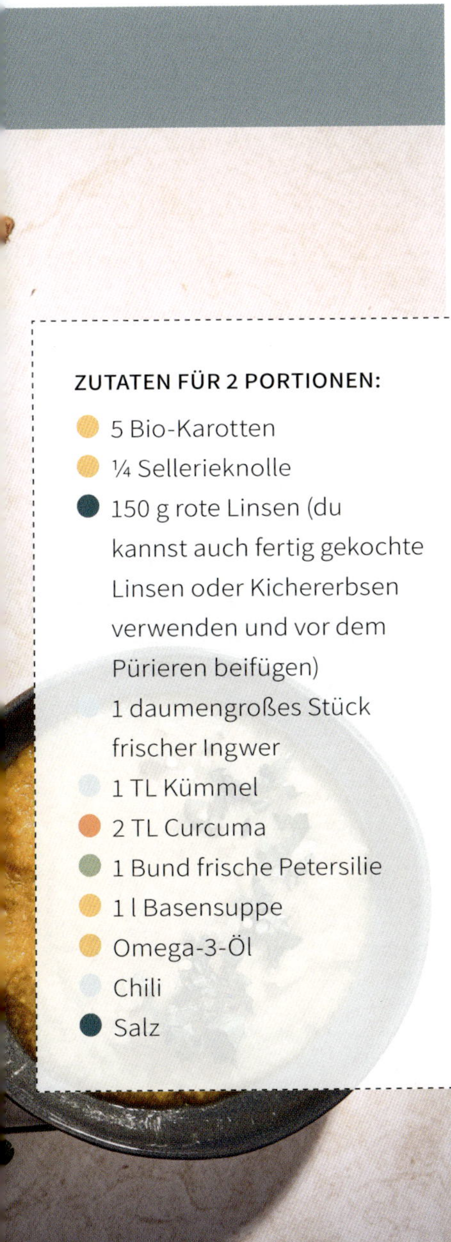

KAROTTEN-INGWER-SUPPE

Ein gehaltvolles und einfaches Suppenrezept zur Stärkung der Mitte. Eignet sich hervorragend auch zum Mitnehmen in einem Thermobehälter!

ZUTATEN FÜR 2 PORTIONEN:

- 5 Bio-Karotten
- ¼ Sellerieknolle
- 150 g rote Linsen (du kannst auch fertig gekochte Linsen oder Kichererbsen verwenden und vor dem Pürieren beifügen)
- 1 daumengroßes Stück frischer Ingwer
- 1 TL Kümmel
- 2 TL Curcuma
- 1 Bund frische Petersilie
- 1 l Basensuppe
- Omega-3-Öl
- Chili
- Salz

ZUBEREITUNG:

Die Karotten und den Sellerie waschen und in grobe Stücke schneiden. Die Petersilie fein hacken, den Ingwer schälen und ebenfalls fein hacken.

Gemüse und Linsen gemeinsam in Basensuppe weichkochen. Ingwer, Curcuma, Kümmel und Salz hinzufügen.

Zum Schluss die Suppe pürieren und bis zur gewünschten Konsistenz mit Wasser aufgießen, nochmals abschmecken und mit Petersilie bestreut servieren. Mit ein wenig Omega-3-Öl abschmecken.

Unverträglichkeiten:
Histamin (Linsen, Kichererbsen)

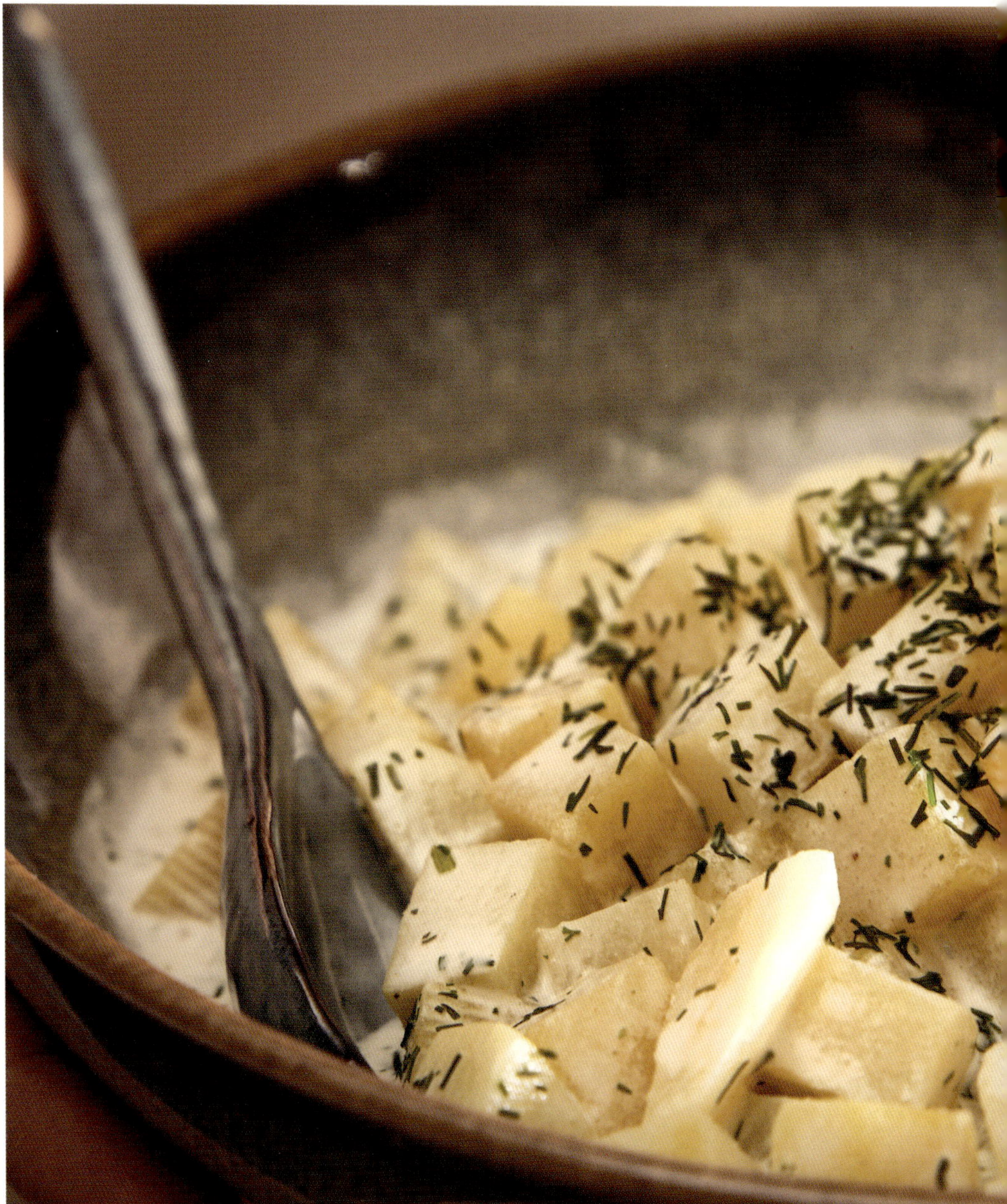

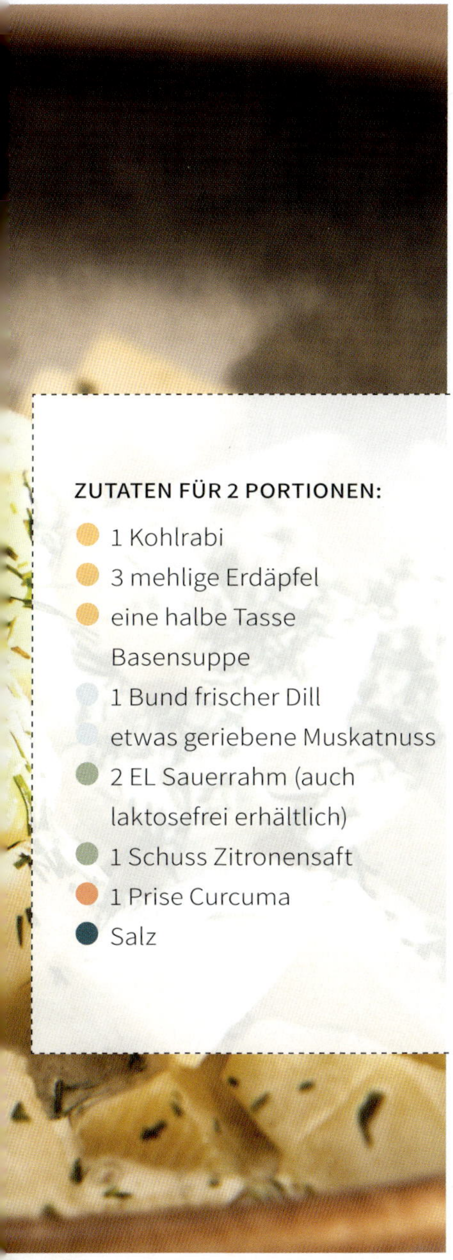

KOHLRABIWÜRFEL IN DILLSAUCE

Das beliebteste Gericht der Darmgesundheitskur! Die Kohlrabiwürfel in Dillsauce schmecken einfach köstlich und eignen sich für die ganze Familie.

ZUTATEN FÜR 2 PORTIONEN:

- 1 Kohlrabi
- 3 mehlige Erdäpfel
- eine halbe Tasse Basensuppe
- 1 Bund frischer Dill
- etwas geriebene Muskatnuss
- 2 EL Sauerrahm (auch laktosefrei erhältlich)
- 1 Schuss Zitronensaft
- 1 Prise Curcuma
- Salz

ZUBEREITUNG:

Erdäpfel und Kohlrabi schälen und in kleine Würfel schneiden. Das Gemüse in der Basensuppe mit Deckel weichkochen. Durch die mehligen Erdäpfel entsteht eine köstliche sämige Sauce. Mit Sauerrahm verfeinern sowie mit Muskatnuss, Zitronensaft, Curcuma und Salz abschmecken. Den Dill waschen, fein hacken und ganz zum Schluss unterrühren.

Unverträglichkeiten:
Laktose (Sauerrahm)

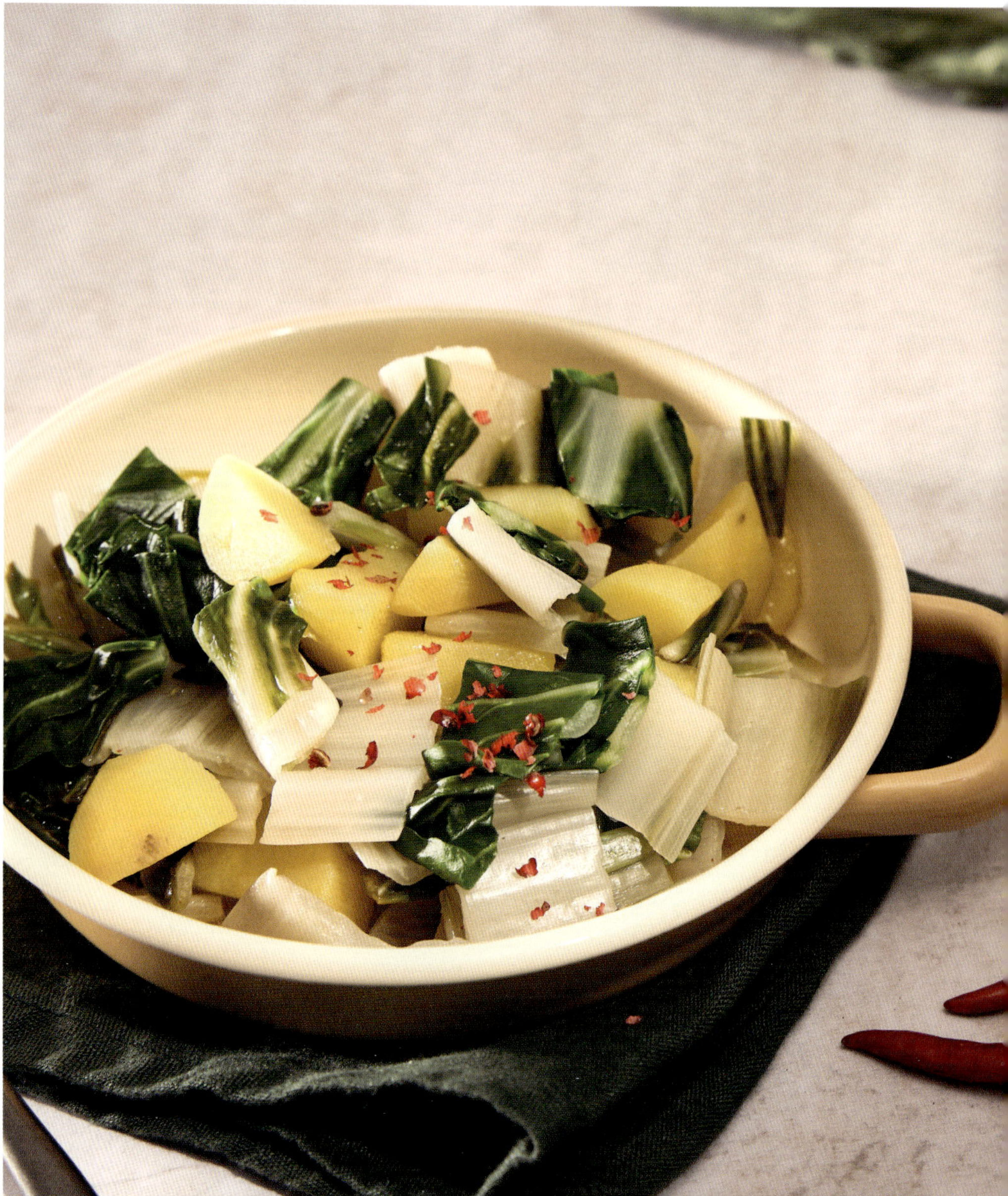

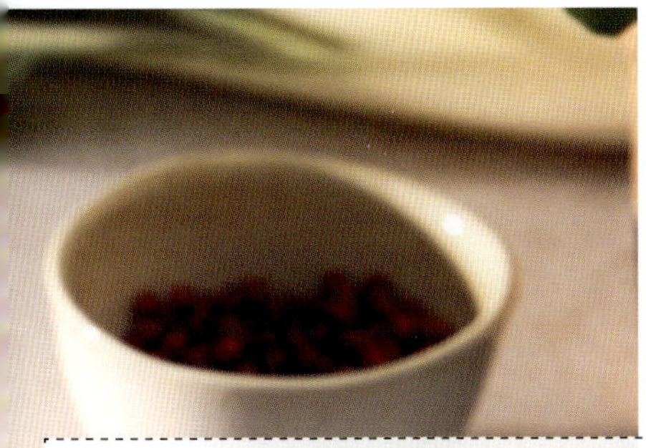

MANGOLDGEMÜSE

Dieses Gericht schmeckt hervorragend als Beilage (beispielsweise zu Fisch), kann aber auch als Hauptgericht gegessen werden.

ZUTATEN FÜR 2 PORTIONEN:

- 1 Mangold
- 500 g Erdäpfel
- Saft einer halben Zitrone
- Omega-3-Öl
- Salz
- 1 Prise Chili
- 1 Prise Paprikapulver

ZUBEREITUNG:

Die Erdäpfel schälen und vierteln, in gesalzenem Wasser ca. 15 Minuten weichkochen.

In der Zwischenzeit für das Dressing die Zitrone auspressen und mit 2 EL Omega-3-Öl sowie den Gewürzen mischen. Den Mangold waschen und in ca. 3 cm große Stücke schneiden.

Gegen Ende der Garzeit erst den geschnittenen Stielanteil dem Kochwasser hinzufügen, in den letzten zwei Minuten auch die Blätter mitkochen.

Alles abseihen und in einer Schüssel mit dem Dressing vermengen.

Unverträglichkeiten:
keine

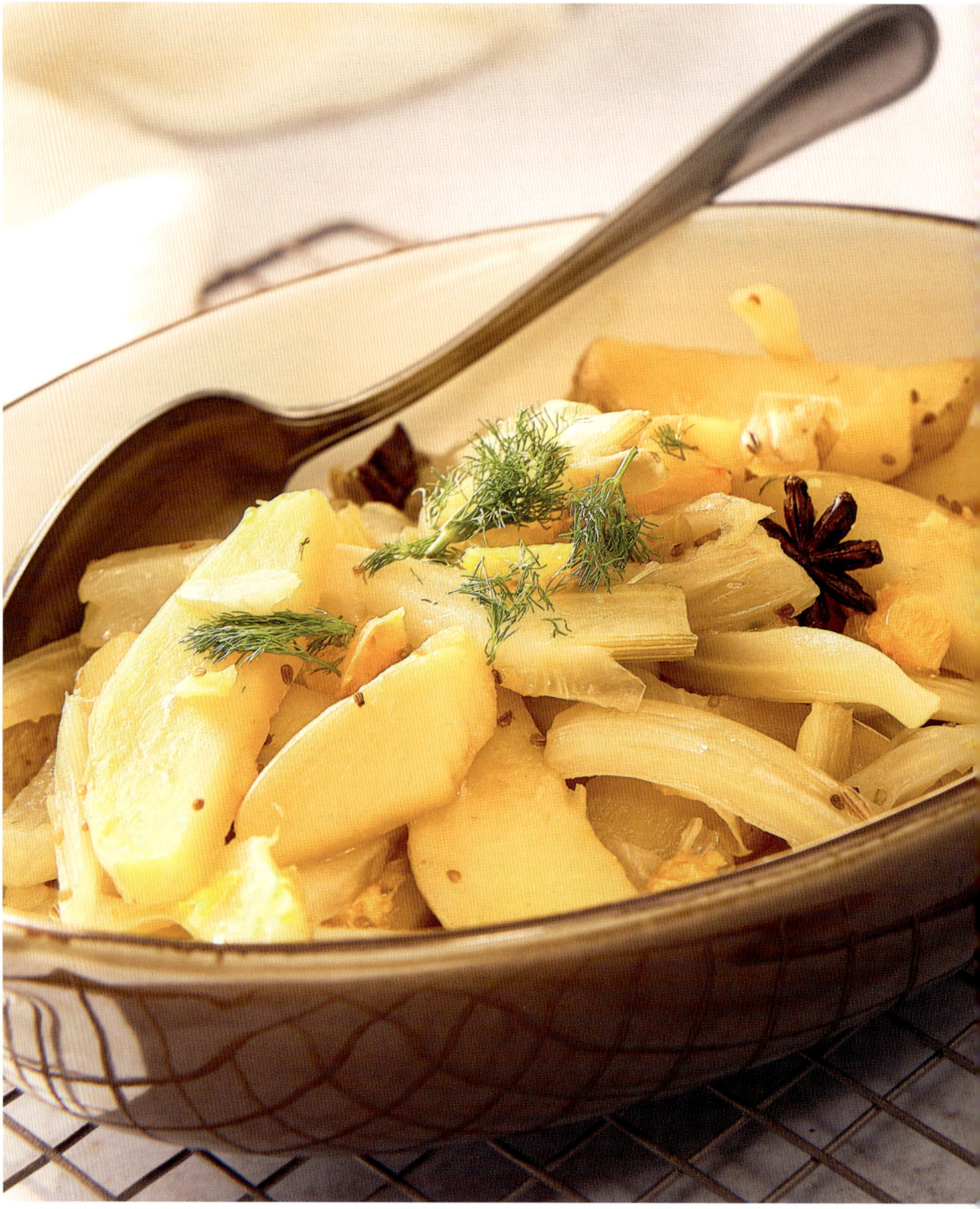

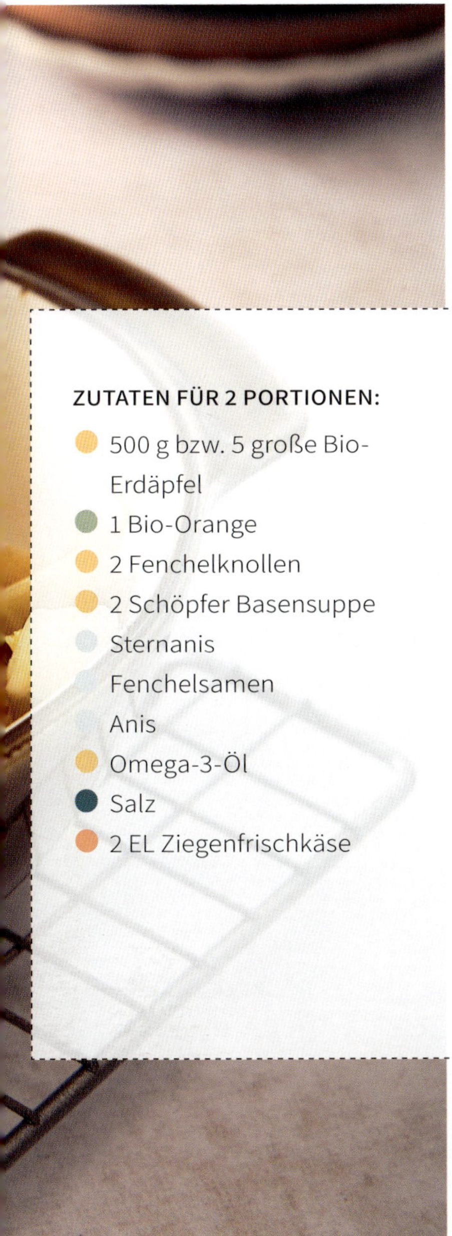

OFENKARTOFFEL MIT FENCHEL

Dieses Rezept ist ein geschmackliches Highlight der Basiskost.

ZUTATEN FÜR 2 PORTIONEN:

- 500 g bzw. 5 große Bio-Erdäpfel
- 1 Bio-Orange
- 2 Fenchelknollen
- 2 Schöpfer Basensuppe
- Sternanis
- Fenchelsamen
- Anis
- Omega-3-Öl
- Salz
- 2 EL Ziegenfrischkäse

ZUBEREITUNG:

Das Backrohr auf 220° C vorheizen.

Die ungeschälten Erdäpfel reinigen und kurz abtrocknen. Die Erdäpfel vierteln und die Fenchelknollen in Streifen schneiden.

Das Gemüse in einem Bräter mit etwas Salz, Sternanis, Anis, Fenchelsamen sowie dem Fenchelgrün würzen.

Den Saft einer Orange oder das Orangenfleisch in Stücken beimengen.

Zwei Schöpfer Basensuppe hinzufügen und mit Deckel ca. 30 Minuten garen.

Am Teller mit etwas Omega-3-Öl und mit 1 EL Ziegenfrischkäse verfeinern.

Unverträglichkeiten:
Laktose (Ziegenfrischkäse)

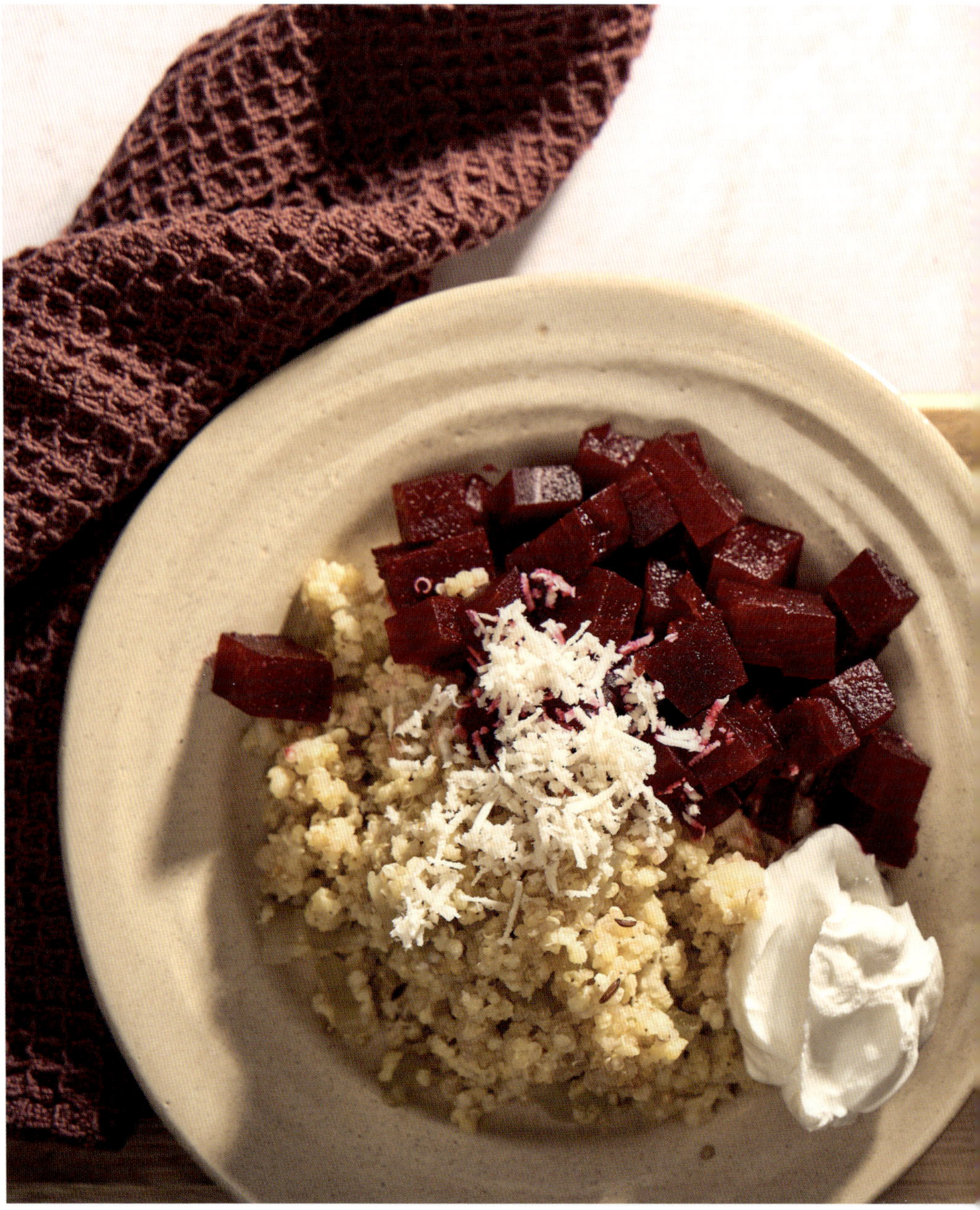

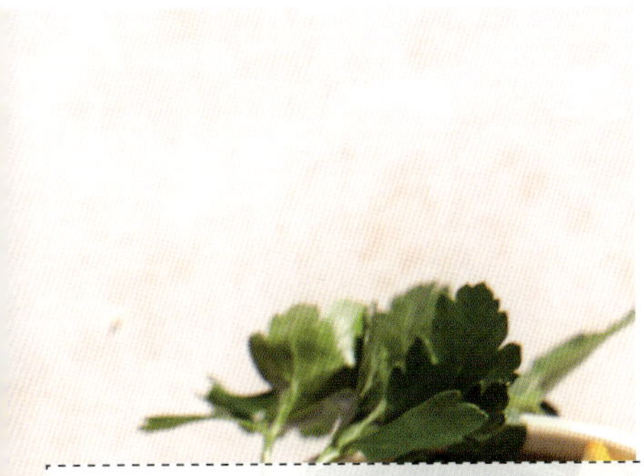

HIRSE MIT ROTEN RÜBEN

Mit Hirse lassen sich verschiedenste Gerichte sehr einfach zubereiten. Um den Proteingehalt zu steigern, habe ich das Gericht mit Quinoa ergänzt.

ZUTATEN FÜR 2 PORTIONEN:

- 1 Tasse Hirse
- 3 EL Quinoa
- 2 gekochte, geschälte Rote Rüben
- 3 Selleriestangen
- 2 Tassen Basensuppe
- 1 EL Kümmel, gemahlen
- 1 Bund Petersilie
- Saft einer halben Zitrone
- frisch geriebener Kren
- Ziegenfrischkäse
- Salz

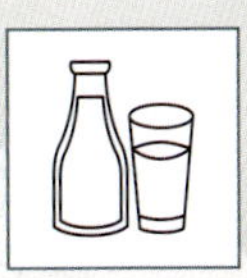

Unverträglichkeiten:
Laktose (Ziegenfrischkäse)

ZUBEREITUNG:

Die Selleriestangen putzen und klein schneiden, mit Quinoa in der Basensuppe fünf Minuten köcheln. Dann die gewaschene Hirse beimengen und gemeinsam mit Kümmel und Curcuma weitere 15 Minuten mit Deckel köcheln, bis die Hirse weich ist. Bei Bedarf noch etwas Basensuppe oder Wasser hinzufügen.

Zum Schluss mit Salz, Zitronensaft und gehackter Petersilie verfeinern.

In der Zwischenzeit die Roten Rüben klein würfelig schneiden und gegen Ende der Garzeit unterrühren.

Wahlweise kannst du die Roten Rüben auch erst am Teller beifügen.

Das Gericht mit Ziegenfrischkäse und frisch geriebenem Kren garnieren.

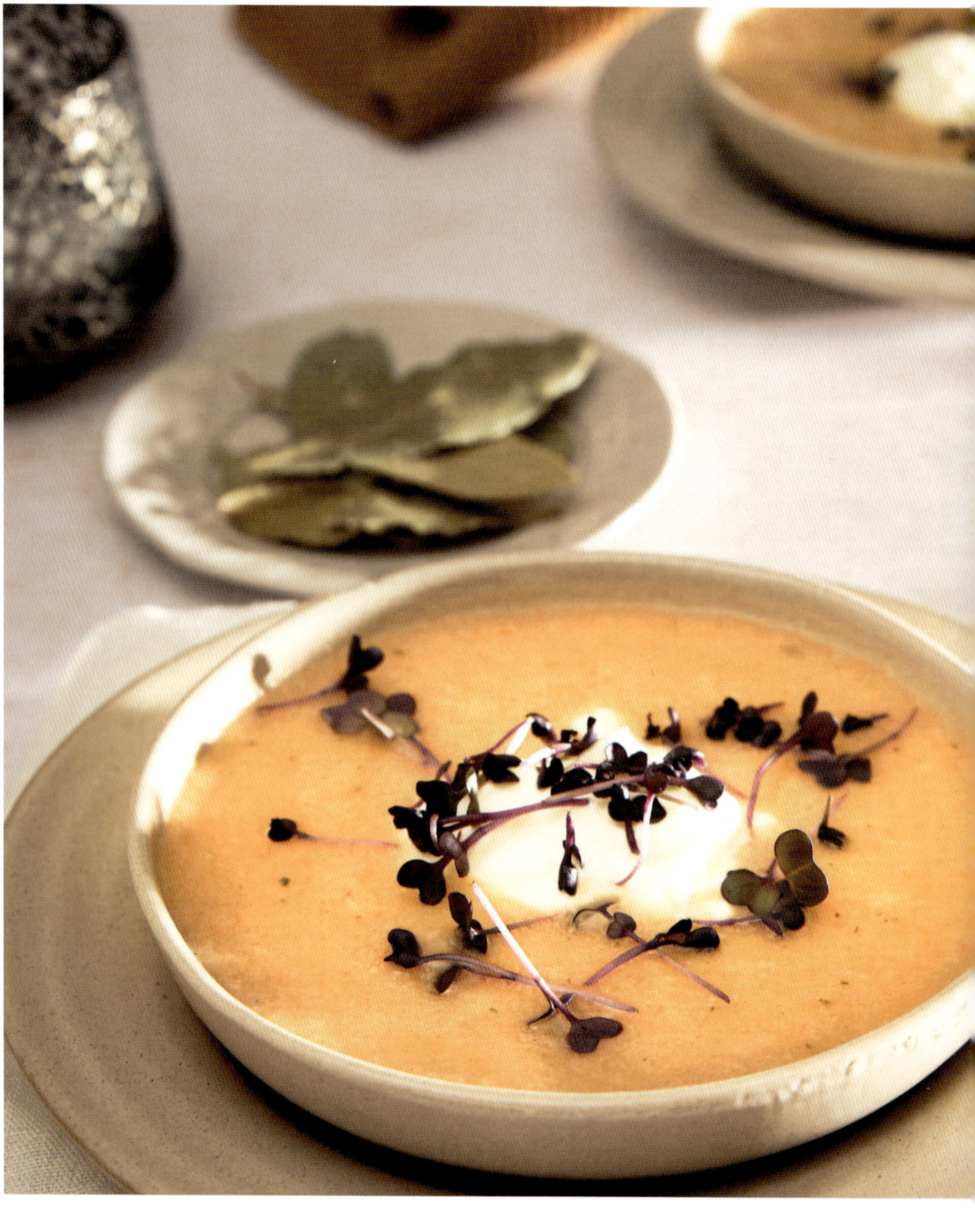

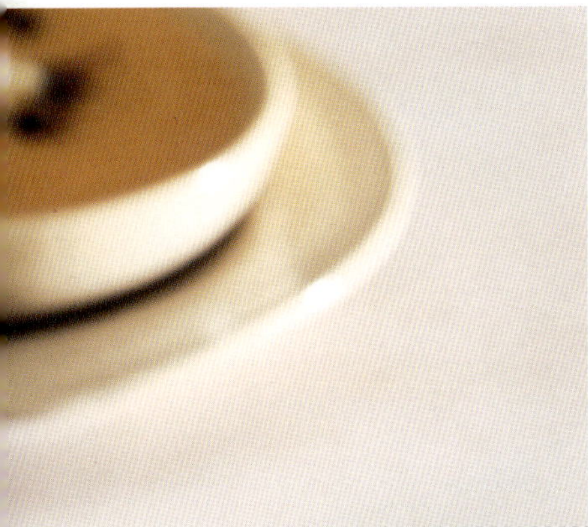

BASENCREMESUPPE

Die Basencremesuppe ist eine schnell zubereitete Mahlzeit. Man kann jeweils eine größere Menge kochen, denn die Suppe eignet sich hervorragend zum Mitnehmen in einem Thermobehälter oder als vorbereitetes Abendessen.

ZUTATEN FÜR 2 PORTIONEN:

- 250–350 g geschältes Gemüse (z.B. Karotten, Gelbe Rüben, Erdäpfel, Fenchel, Sellerieknolle, Petersilienwurzel, Kürbis, Stangensellerie mit Grün)
- Petersilie
- Basilikum
- Muskatnuss, Lorbeerblatt, 2–3 Gewürznelken
- Salz
- 1 l Wasser
- ⅛ l Obers (auch laktosefrei erhältlich)

ZUBEREITUNG:

Das Gemüse und die Erdäpfel klein schneiden, mit den Gewürzen ca. 20 Minuten weich kochen. Gewürznelken und Lorbeerblatt entfernen.

Mit dem Mixstab pürieren und mit Obers verfeinern.

Zu dieser Suppe passt hervorragend eine Scheibe Kurbrot.

Unverträglichkeiten:
Laktose (Obers)

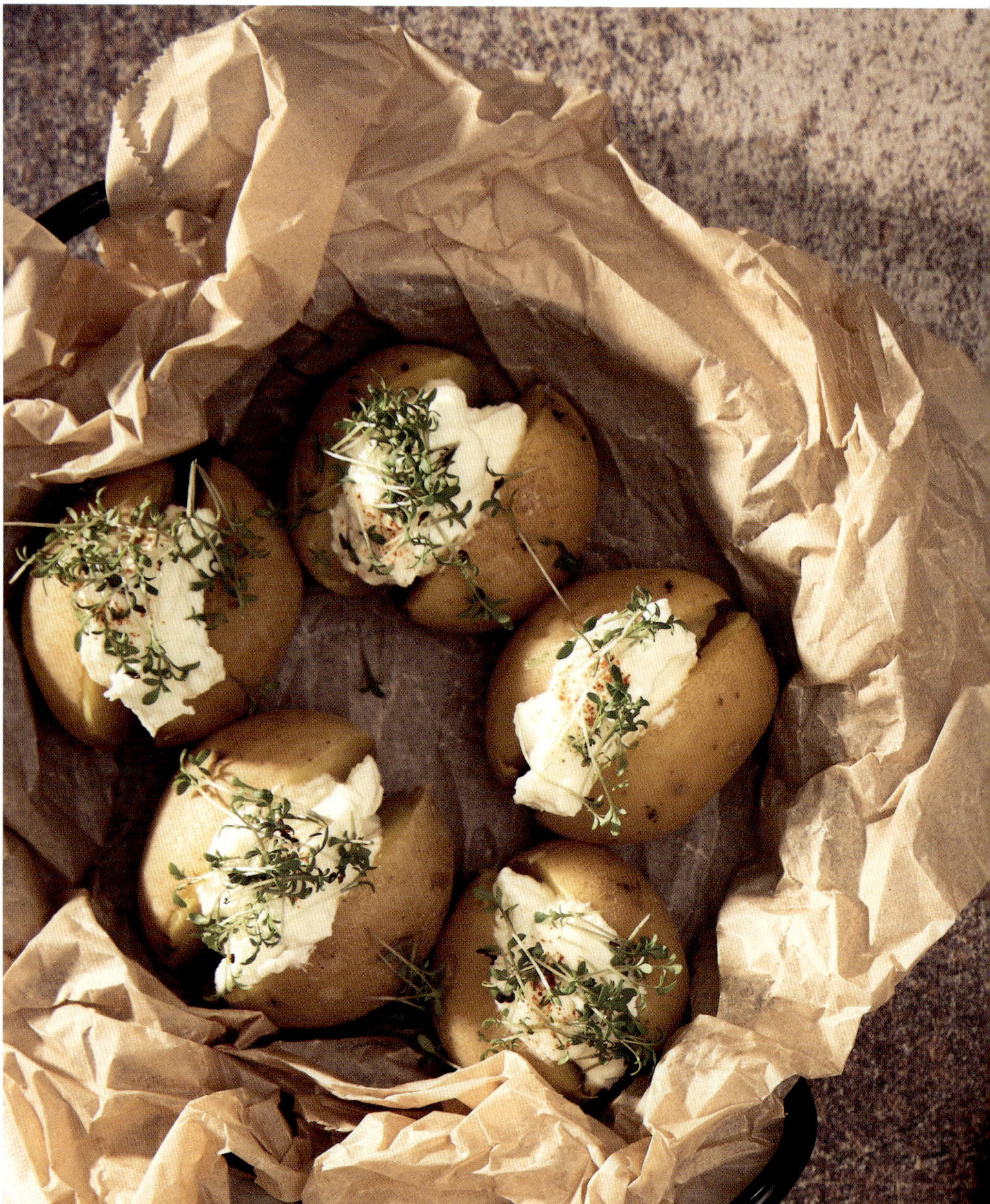

ERDÄPFEL IN DER SCHALE

Dieses Rezept ist eigentlich ein Klassiker für die leichte Küche. Es ist aufgrund der Natürlichkeit und Einfachheit bei allen Generationen beliebt.

ZUTATEN FÜR 2 PORTIONEN:

- 6 Bio-Erdäpfel
- Prise Paprikapulver
- Topfen
- Kresse
- Salz
- Omega-3-Öl

ZUBEREITUNG:

Die Erdäpfel in der Schale weich kochen.

Abseihen und kurz mit kaltem Wasser abkühlen.

Erdäpfel in der Hälfte durchschneiden. Den Topfen mit Salz und einer Prise Paprikapulver würzen, mit Omega-3-Öl verfeinern und mit Kresse garnieren.

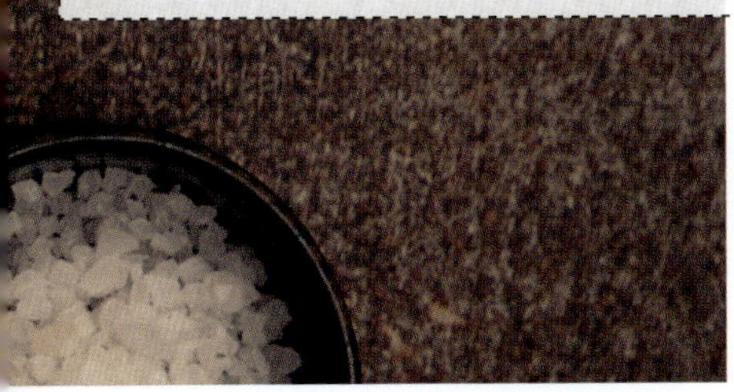

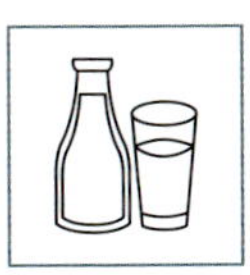

Unverträglichkeiten:
Laktose (Topfen)

Abendessen

Wie in den Ausführungen auf Seite 97 f. beschrieben, sollte dein Abendessen idealerweise vor 18:00 Uhr stattfinden. Die ideale Abendmahlzeit besteht aus einer Suppe. Du kannst auch gedünstetes Gemüse mit einer Proteinquelle wie Frischkäse oder Hummus essen.

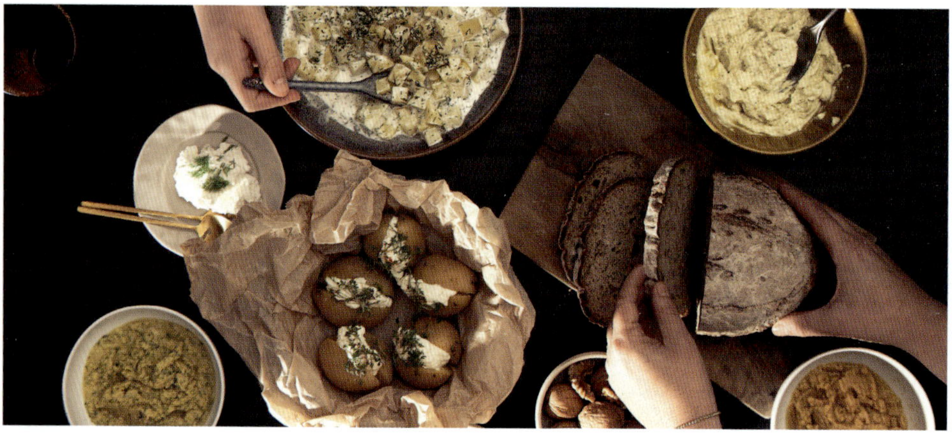

Wenn du Gewicht reduzieren möchtest, solltest du dabei aber auf das Brot verzichten. In der Praxis ist es am einfachsten, wenn du jeden Tag nur eine der empfohlenen Hauptspeisen zubereitest. So kannst du zu Mittag eine Portion essen und am Abend noch einmal eine kleine Portion davon genießen. Der Darm liebt es, in einer Entlastungsphase durch eintönige Nahrungsmittelauswahl nicht überfordert zu werden. Denn eine große Nahrungsmittelvielfalt kann für den Verdauungstrakt ein Stressfaktor sein. Iss bitte jedenfalls nur eine kleine Menge oder verzichte ganz auf die Abendmahlzeit. Du kannst stattdessen eine Tasse Basensuppe oder Basenpulver in Wasser gelöst trinken. So lässt sich deine Darmgesundheitskur mit einem bis zu 16-stündigen Intervallfasten kombinieren.

Weiterführende Literatur

Maciocia G.: Die Grundlagen der Chinesischen Medizin, Kötzting 1997

Pischinger A., Heine H.: Das System der Grundregulation, Wien 1975

Ploberger F.: Das große Buch der Westlichen Kräuter aus Sicht der Traditionellen Chinesischen Medizin, Schiedlberg 2011

Ploberger F.: Praxisbuch Nahrungsmittel und Chinesische Medizin, Schiedlberg 2011

Rauch E.: Lehrbuch der Diagnostik und Therapie nach F. X. Mayr, Wien 2005

Rauch E.: Milde Ableitungsdiät, Heidelberg 1998

Stossier H. et al.: Praxishandbuch Orthomolekularmedizin, Wien 2020

Zschocke A.: Darmbakterien als Schlüssel zur Gesundheit, München 2014

Danksagung

Ich kann kaum ausdrücken, wie glücklich ich darüber bin, mein erstes Buch zu Papier gebracht zu haben. Sehr viele Menschen haben mich bei der Entstehung dieses Buches begleitet und unterstützt, wertvolle Erfahrungen einfließen lassen und mein Wissen erweitert. Chronologisch geordnet möchte ich nur einige wenige hervorheben und zuallererst meiner Mutter großen Dank aussprechen, dass sie mich gesund zur richtigen Zeit am richtigen Ort geboren und letztendlich auch zur Medizin geführt hat. Gianfranco Amaduzzi sei gedankt, weil er mir die Welt der Komplementärmedizin eröffnet hat, die mich mindestens genauso fasziniert und anhaltend prägt wie die wissenschaftsorientierte Schulmedizin. Mein Dank geht auch an Verena Baustädter und Susanne Peroutka, die mir die Traditionelle Chinesische Medizin und Diätetik so überzeugend und detailgetreu nahe bringen konnten, dass ich dieses Wissen lieben gelernt habe und seither bei mir selbst und meinen Patient:innen erfolgreich anwende. Ihnen verdanke ich auch, dass ich mich der Lehre im Bereich der TCM und Ernährung zugewandt habe. Claudia Lang danke ich, da sie mir im Rahmen unzähliger Systemischer Aufstellungen in faszinierender Weise anschaulich machen konnte, wie stark Körper und Geist in Verbindung stehen – ein Aspekt, der aus meinem medizinischen Verständnis nicht mehr wegzudenken ist. Elisabeth Preschitz gab mir den Anstoß, mich der Funktionellen Myodiagnostik und der Orthomolekularen Medizin zu widmen. Großen Dank schulde ich auch Micki Walter, die als herausragende Ganzheitsmedizinerin und Dozentin mit mir immer wieder spannende Kongressvorträge hält. Elisabeth und Micki sind für mich sowohl auf menschlicher als auch auf fachlicher Ebene meine wertvollsten Vorbilder in Bezug auf mein ärztliches Frauenbild. Den größten Dank aber verdient Matthias, mein treuer Ehemann und Herzensmensch, der mir die wunderbarsten Kinder der Welt geschenkt hat und mir die nötigen Freiheiten gibt, mich meinen beruflichen Ideen hinzugeben. Er ist es, der immer an mein Potential geglaubt hat und mich anhaltend nicht nur mental, sondern auch inhaltlich mit seinen vielseitigen Fähigkeiten unterstützt.

Mit diesem Buch möchte ich möglichst vielen Menschen Mut machen, an ihr persönliches geistiges und körperliches Potential zu glauben. Schaffen wir gemeinsam eine Welt, in der wir uns dem Geschenk des Lebens als würdig erweisen!

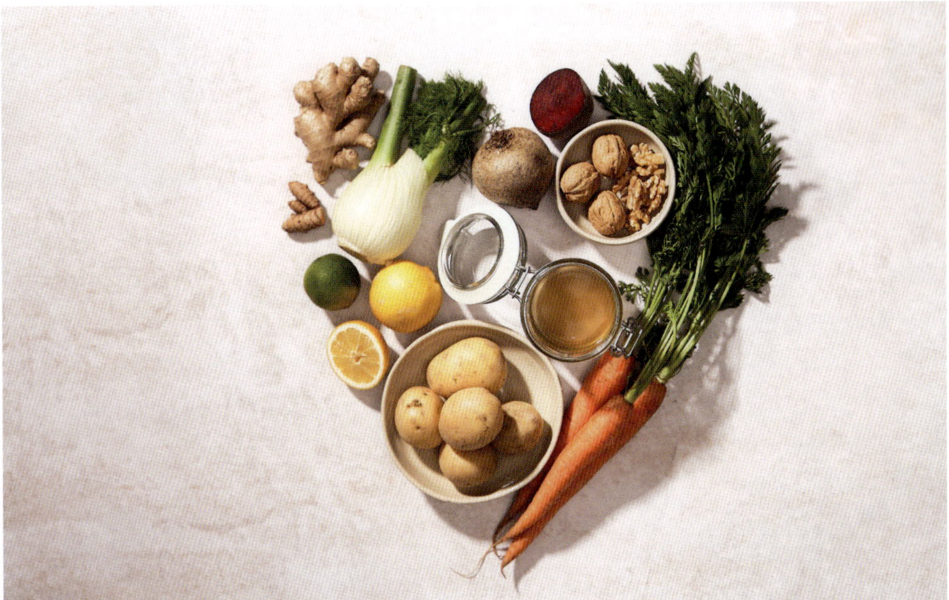

Zur Autorin

DR. MED. ALEXANDRA KNAUER ist Ärztin für Allgemeinmedizin mit eigener Praxis in Wien. Ihre Arbeitsschwerpunkte liegen im Bereich der Traditionellen Chinesischen Medizin, Darmgesundheit und Ernährung. Neben der ärztlichen Tätigkeit ist sie als Dozentin in der medizinischen Weiterbildung tätig und unterrichtet in den Themenbereichen Akupunktur, TCM, Ernährung, Orthomolekulare Medizin und Darmgesundheit. 2023 hat sie Salutogenia, das Institut für Gesundheitsmedizin, zum Zweck der therapeutischen Weiterbildung gegründet.

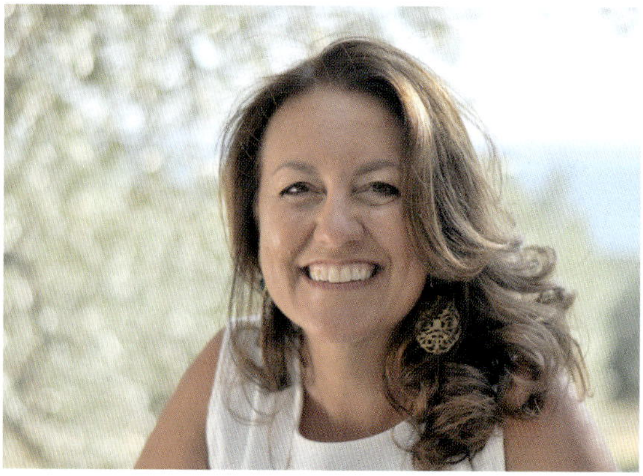

Ihre Vision ist es, möglichst viele Menschen so zu erreichen, dass sie ihre Gesundheit eigenständig fördern. Aus diesem Grund bietet sie medizinisch fundierte Ernährungsprogramme in der Therapiebegleitung und zur Gesundheitsförderung an. Mit dem aktuellen Buch, den Online-Ernährungsprogrammen und Seminaren möchte sie allen interessierten und körperbewussten Menschen eine entsprechende Begleitung ermöglichen.

Weitere Informationen auf:
www.dr-knauer.at

Abbildungsnachweis

Canva: 31, 34, 109, 111, 113, 115, 117, 119, 123, 125, 129, 131, 133, 135

Fürst, Edgar: 27

Hahlser, Lisa: 32

iStock: 8 (Margaryta Basarab), 14 (Anchiy), 20 (Polar_lights), 23 (ihorzigor), 24 (D things), 25 (Tetiana Garkusha), 26 (Mashot), 29 (solar22), 35 (Alena Kurianchyk), 36 (Robert Brown), 40 (VIKTOR), 43 (Oleksandr Pirko), 44 (Easy_Company), 47 (Rimma Bodarenko), 48 (CGinspiration), 53 (XH4D), 62 (Alfa Studio), 69 (Kerrick), 74 (Dimedrol68), 77 (Foxys_forest_manufacture), 81 (supawat bursuk), 84 (Conrad J Camit), 87 (Tatiana Parfenteva), 88 (Easy_Asa), 90 (mescioglu), 93 (TanyaSid), 94 (joannawnuk), 96 (CatLane), 98 (derketta), 100 (PeopleImages), 101 (fizkes)

Knauer, Alexandra: 12/13, 55, 104/105

Knauer, Matthias: 140

Strateva, Eva (Zuckergoscherl Studio): 17, 68, 72, 80, 82, 106/107, 108/109, 110/111, 112/113, 114/115, 116/117, 118/119, 120/121, 122/123, 124/125, 126/127, 128/129, 130/131, 132/133, 134/135, 136, 139